ひざ・股関節の痛みは
週1スクワットで治せる！

〝筋肉ドクター〟が教える特効筋トレ

央整形外科院長
小島 央

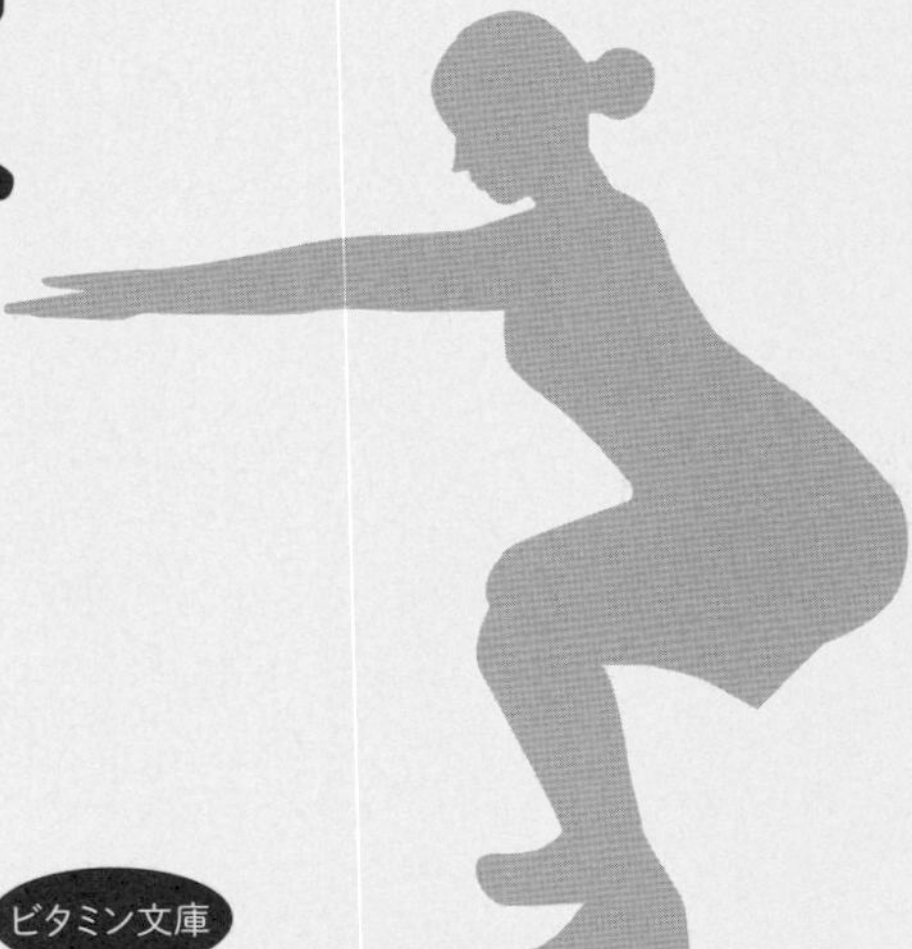

ビタミン文庫
マキノ出版

はじめに

どうして、痛みがなかなか取れないのだろう？

皆さんは、疑問に思うことがないでしょうか。

・ずっと整形外科に通っている。
・レントゲンなどの画像診断で、悪いところもわかっている。
・定期的に、リハビリや注射、牽引《けんいん》、電気治療、マッサージなどもしている。
・そのうえ無理はしないで、できるだけ安静にしている。

それこそやれることはみんな、やっている。なのに、状態が上向いていかない。痛みがなくならないのです。

このままずっと、ひょっとしたら一生、この痛みに耐えていかなければならないのだろうか？

ときどきそんなふうに考えて、絶望的な気持ちになっているかたが、少なからずいらっしゃると思います。

痛み止めを飲めば、当座の痛みはやりすごすことができます。しかし、それは、文字どおり、痛みをごまかしているだけにすぎません。決して治ったわけではないのです。

ひざや股関節《こかんせつ》、腰などに起こる痛みは、整形外科で治療を受けてもなかなかよくならないことが、しばしばあります。このため、非常にたくさんのかたが、今も、痛みに耐えて生活しています。

整形外科でうまくいかないので、整体や鍼灸《しんきゅう》を受けたり、整骨院に行ったりなど、代替《だいたい》医療（通常の西洋医学以外の治療法）に頼るかたもいるでしょう。しかし、そちらでもよくなる保証はなにもありません。症状がいつまでたっても改善しなければ、そのうち、同じ疑問と向き合わなければならなくなります。そうしているうちに、どんどん動けなくなっていく危険もあります。

なかには、担当医から手術を勧められている人もいるでしょう。

しかし――

このまま手術を受けてもいいのだろうか。

ほかに手立てがないようなことを担当医はいっているけれど、そのとおりなのだろうか。ほかに手段はないのだろうか。手術がうまくいったとして、手術後に本当によくなるのだろうか。

手術を勧められたかたの頭には、いろいろな疑問が渦巻いているに違いありません。

本書は、痛みがなかなか改善しないかたや、手術を勧められ、それを受け入れるべきかどうか迷っているかたたちに向けて書かれたものです。

なぜ、あなたの痛みがなかなかよくならないのか。

それを解き明かすことは、同時に、どうすれば、その痛みを和らげ、解消できるかということを示すことにもなります。

むろんそれは、今、あなたが手術を受けるべきかどうか。あるいは、手術を受ける前にやっておくべきことは何か、といったことのヒントとなるはずです。

しかし、なぜ、私が自信を持って、このように皆さんに語りかけることができるのか。

詳細は本文で語るつもりですが、少しだけふれておきましょう。

もう20年近く前のことです。

「なんじゃこりゃ？」

思わず、口から声がもれそうになりました。

その日のことは、今もよく覚えています。私は医学部を卒業し、研修医として働き始めたばかりでした。そして、生まれて初めて、京都の某国立大学のリハビリルームを見学したのです。

当然のことながら、そこでは、「いわゆるリハビリなるもの」が行われていました。むろん、知識として、私もある程度情報を得ていましたが、自分の目の前で、「いわゆるリハビリなるもの」が行われているのを、初めて見たのです。

衰弱し、ほとんど動けなくなっている高齢女性のベッドサイドで、理学療法士が手を差し伸べ、四肢の関節を動かしていました。あるいは、平行棒のような歩行訓練のスペースで歩いている年配の女性をフォローするように、別のスタッフが声を掛けながら歩いていていました。ほかにも……。

たぶん、現在でも多くのリハビリルームで見られる、ありふれた光景でした。

しかし、その当時の私にとって、それは衝撃的な光景に見えました。

私は高校時代から筋トレに興味を持ち、トレーニングを続けてきました。

私の筋トレの志向は、一般的な筋トレ愛好者とは少し違っていました。

私は、筋肉ムキムキのボディビルダーになりたかったわけではありません。むしろ、体をいかに効率的に鍛えるか、どうやったら有効に筋肉をつけられるか、そうした関心から出発し、主にその点だけに特化した探求（とそのためのトレーニング）を続けてきたのです。

医学生時代にも筋トレを続けた結果、自分なりのある結論に達していました。つまり、どうやったら有効に筋肉をつけられるか、その方法論を確立させていたのです。

そんな私から見て、目の前で行われている「いわゆるリハビリなるもの」は、衝撃でした。

「これは、全くなんの役にも立たない代物だな」

というのが、率直な感想でした。私が筋力アップをしようと思ったときに、絶対に選択しない方法が行われていたのです。

つまり、そこで行われている、「いわゆるリハビリなるもの」によって、少なくとも患者さんの役に立つ筋力アップは、全く望めないということです。これをいくら続けても、寝たきりだった人が起き上がって歩けるようになることは、まずないだろう。

それが私の確信でした。

むろん、「いわゆるリハビリなるもの」は、なにもしないで寝たきりでいるよりは、ややマシではあるでしょう。しかし、それだけではあまりにも不十分だと考えたのです。

家に引きこもり、1日ベッドで寝ていたら、体力も筋力も加速度的に目減りしていきます。

「いわゆるリハビリなるもの」は、このような床上安静《しょうじょうあんせい》がもたらす大きなマイナスを、少しへらすにすぎません。その運動では、決してプラスまで(鍛えるまで)は持ってこられない。つまりは、体力においても、筋力においても、安静と加齢による目減りが続くということです。

こうした状況では、筋力低下を誘因の1つとして生じる、さまざまな痛み（ひざ痛や股関節痛などの関節痛を含む）を治すことは、とうてい不可能です。多くのお年寄りが苦労している、関節痛やさまざまな体の衰えを、防ぐことができないのです。

そして、**現在も、この状況は全く変わっていません。どこのリハビリ室を訪れても、現在も、私が衝撃を受けたときと同じ光景がくり広げられています。**

10年以上昔から今まで、何1つ変わっていないということです。

変わっていないということは、相変わらず「動ける体をつくれない」、そして「それによって起こる痛みも治せない」ということです。

では、どうしたらいいか。

勤務医の立場では、この状況を変えることは不可能でした。そこで、私は開業し、1つひとつの実践によって、変えようと考えました。居ても立っても居られないという気持ちでした。

そうした事情から、私は、真に痛みを取るのに役立つ筋力をつけるためのトレーニングを指導する、**「筋肉ドクター」**として出発することになりました。

実際に自分のクリニックで、患者さんたちに筋トレをしてもらうようにしたところ、その成果は、想定以上でした。長年、医者通いをしていてもいっこうに治らなかった症状が、次々よくなっていったのです。

Kさん(59歳・女性)は、1998年ごろより、左ひざ痛で苦しんできました。当時通っていた整形外科では、さんざん検査をし、薬を飲み、注射やマッサージをされ、物理療法を受け、医者にいわれるまま治療を続けてきたのです。

しかし、ひざはいっこうによくならず、けっきょく、ひざ痛のせいで会社を辞めることになったといいます。

「もう薬や検査はいいですわ。でも、このひざ、なんとか少しでもよくしたいのです」と来院しました。幸運なことに、画像診断では手術が必要であるという所見が得られず、(私から見れば無駄な)手術は免《まぬが》れていました。

初診時にスクワット(ひざの屈伸運動)をやってもらうと、Kさんは手すりを持っても、しゃがみ込めませんでした。今まで、「動いてはいけない」といわれてきましたから、慣れない動きをすることへの怖さもあったでしょう。しかしなにより、筋力が極端に低下していることが、しゃがめない原因なのは、間違いありませんでした。

そして、こんなに筋力が弱かったら、痛みは絶対に取れません。

筋トレを始めて6ヵ月後。Kさんは、59kgの重りをかついでスクワット（もちろん、しゃがみ込んでのスクワット）ができるようになりました。

薬も、注射も、マッサージも、もちろん手術もなしで、痛みが消え、スムーズに歩けるようになったのです。気づいたら、小走りもできるようになっていたそうです。

最近は、「孫を連れて遠出もできるようになった」と喜んでいます。

こうした回復事例は、決して奇跡や偶然ではありません。治したい気持ちがあって、適切な筋トレを行えば、80歳でも90歳でも、目覚ましい回復が可能となるのです。

本書が長年治らない痛みに耐えてきたかたたちにとって、少しでもお役に立てるなら、これに勝る喜びはありません。

2018年10月

筋肉ドクターこと小島《こじま》　央《ひさし》

目次

第2章 なぜ私は「筋肉ドクター」となったのか？～現代医療の問題点に気づいた理由

第3章 週1スクワットのやり方

第4章　歩ける！　走れる！　杖がいらない！　痛みが取れた！
～週1スクワットはこんなに効く！

第5章 週1スクワットで痛みが取れた私たち

編集協力　速水千秋
撮影　松田敏美
装丁・本文デザイン　仲　快晴（ADARTS）
イラスト　勝山英幸
図版作成　田栗克己

第1章

なぜ整形外科医は痛みを治せないのか
～治癒を妨げる7つの勘違い

「安静は体に悪い」が医学の常識

皆さんは、ひざや腰など、体のどこかが痛んでいるとき、どのように過ごしているでしょうか。

これ以上痛みがひどくなったら嫌だから、安静を心がけ、できるだけそっと動かさないようにしていますか。

それとも、痛くても我慢して体を動かしているでしょうか。

医学的な答えは明らかです。

「安静は体に悪い」

というのが、現代医学の常識です。

整形外科的な疾患《しっかん》では、外傷があった場合、出血をおさえるために、とりあえず患部の安静を勧めることはあるでしょう。

しかし、それは、全身を動かさないほうがいいという意味ではありません。手を骨折している人でも、足が健康なら、足は動かしたほうがいいのです。

腰痛やひざ痛といった体の痛みについても、同様です。

初期に激烈な痛みがあったり、患部が炎症を起こしたりしている場合には、炎症や痛みがある程度治まるまで、安静を保つ必要があるでしょう。

しかし初期症状が治まったら、まだ痛みが多少残っていても、なるべく早く体を動かしたほうがいい。これが、医学的には正しい対処法であることが判明しています。ひどいギックリ腰でも、できるだけ早く体を動かしたほうが、治りが早いとされています。

世界的に権威のあるイギリスの医学誌『ランセット』の論文をチェックしてみても、近年、安静を支持する医学論文は1つもありません。

安静を強いられると、「寝たきりのリスクが高まる」「血栓症になりやすい」「肺炎になりやすい」など、多くの危険が生じると報告されています。

『ランセット』の2012年7月号では、運動不足（＝「安静を継続した状態」と考えていいでしょう）の特集が組まれました。

そこで、**「運動不足は世界的伝染病である」**とされ、運動不足が、肥満、ガン、糖尿病、脂質異常症、うつ、認知症などを引き起こすものとして指弾されています。

むろん、このリストに、ひざ痛や股関節痛《こかんせつつう》などの関節痛や、骨粗鬆症《こつそしょうしょう》などの多くの整形外科的疾患もつけ加えられることは、いうまでもありません。

1つめの勘違い――「痛かったら安静に」

しかし**問題は、医学的には安静が体に悪いことがはっきりしているにもかかわらず、今も、非常に多くのかたが、「痛かったら安静に」と考えている**ところにあります。

ひざや腰が痛いとき、大多数の患者さんは、体を動かそうとはしません。できるだけ長く、安静を保とうとします。

そもそも昔から、「体調が悪いときは安静に」といわれてきました。

私たちは、病気やケガをしている人に、「無理しないで」とか、「帰って休んだら?」と労《いたわ》りの言葉をかけてきました。

こうした経験が積み重なって、私たちの頭の中には、「安静は健康維持に役立つ」という信念が培《つちか》われてきました。安静信仰が根強く残っているのです。このため、医学的には安静にすべきではないときでも、安静を選んでしまう傾向が強いのです。

しかも、医療現場においても、安静は体に悪いと知っているはずの当の医師や、医療従事者が、しばしば気軽に安静を勧めているという現実があります。

入院時などは、入院患者が安静にしておいてくれたほうが管理しやすいという管理者側の都合から、もっぱら安静が推奨されています。

ひざ痛や股関節痛といった関節痛の場合でも、医師は、「（とりあえず）安静にして様子を見ましょう」ということが多いはずです。

前にふれたとおり、実際に損傷がある場合は、安静の必要なケースがあることは事実です。しかし、初期症状が軽快した後、「できるだけ早く体を動かしたほうが（患部にも）いいですよ」と親切にくぎを刺してくれる医師や医療関係者は、そう多くはありません。

日本人はまじめなので、「とりあえず安静に」といわれた患者さんのほうは、医師の勧めを忠実に守り、安静を保ち続けます。必要以上に、長期間にわたって。

その結果として、痛みがなかなか治らないという事態が生じてくるのです。

体の痛みがなかなか治らずに苦しんでいるかたは、自分が日常生活のうえで必要以上に安静にしすぎていないかどうか、ぜひ疑ってみてください。
では、なぜ、そもそも安静が体によくないのでしょうか。

「運動したから、ひざが痛くなった」は正しいか？

私たちの体は、およそ20歳でピークに達し、それを境にしだいに衰えていきます。20歳ごろまで、人間の身体機能は発達していきますが、その後、加齢変化とともに全身の臓器の機能低下が見られるようになります。筋力も例外ではありません。

20歳を過ぎると、日常生活程度の運動をしていても、年間1％の筋力低下が起こる。

とされています。

しかも、1日じゅうベッドに横になり、体を動かさずに安静にしている（「床上安《しょうじょうあん》静《せい》」といいます）と、さらに著《いちじる》しく筋肉量と筋力が低下します。

1日じゅうベッドに横になっていた人は、たった1日で筋力は0・5％、心肺機能

は1%の機能低下を起こすことが、実験で証明されています。さらに、宇宙のような無重力状態にいると、筋力は1日1%の機能低下を起こすこともわかっています。

つまり、通常なら1年かけて起こるはずの筋肉の加齢的変化が、横になって安静にすると、たった2日で起こってしまうことになります。

このような安静の状態を保ち続ければ続けるほど、筋肉量が激減し、筋力がどんどん落ちていくことは自明の理。

ある日、外来にやってきた高齢の男性Oさんは、運動不足解消のために久しぶりに山に登ったら、ひざが痛くなったと訴えました。Oさんは、「運動したから、ひざが悪くなった」といいますが、こうしたケースで、私はたいてい、「それは違いますよ」と諭《さと》すことになります。

Oさんは、**原因と結果を取り違えている**のです。

「運動したから、ひざが痛くなった」という人は、「体が冷えたからカゼをひいた」と訴える人と、同じ間違いを犯しています。

よく私たちは、「体が冷えてカゼをひいた」と考えます。これは、カゼのひき始めに悪寒《おかん》を感じるからですが、実はひやっとしたときには、もうカゼをひいているのです。既にカゼのウイルスに感染しているために、寒くないような気温でも、寒く感じるということです。

冷えを感じて悪寒がするというのは、カゼをひいた結果にすぎません。同様のことが、Oさんの場合にも当てはまります。

詳しく聞いてみると、Oさんは、ふだん全く運動もせず、家ではテレビを1日じゅう見ているだけの毎日……。

体に痛みをもたらした真の原因は、それまでろくに体を動かさず、毎日、テレビの前に座っていた生活にあります。筋肉を弱らせるだけ弱らせてきた結果、ちょっと動いただけで、痛みが起こっているのです。

もしも私が、なにもアドバイスしなければ、Oさんは、運動してひざが痛くなったから、しばらく安静にしておこうと考えてしまうでしょう。

そうなれば、いよいよ体は弱っていきます。

筋肉ドクターとしては、「このままだと寝たきりになりますよ」と、おせっかいにも忠告することにしています。

ちなみに、寝たきりになった患者さんには、「拘縮《こうしゅく》」という症状が起こります。

拘縮は、関節が硬くなり、動きにくくなる現象です。放っておけば関節が固まり、可動域がどんどん狭まります。この拘縮が始まるときも、痛みが生じます。

その痛みは、体が危険領域に入りつつあるというサインです。「このままではいけない」と体が訴えているのです。

このように**高齢者の場合、安静による筋力低下は、体の痛みを引き起こす直接的な原因となる**ケースが少なくありません。

同様に、高齢者ほど極端ではなくとも、中高年の多くの人々にとって、安静や運動不足による筋力低下が、痛みを引き起こす有力な原因の1つとなっていることは、あらためていうまでもありません。

関節を支えている筋肉が弱れば、関節に余分な負担がかかることになります。それが痛みを引き起こしたり、あるいは、元々あった痛みを増幅させたりするからです。

「痛かったら安静に」ではなく、**むしろ、「痛いときでも動けそうなら運動を」**と心がけてほしいと考えています。

ただし、**運動といっても、どんな運動でもいいわけではありません。**

後ほど詳しくお話ししますが、加齢に従って進行する筋肉量と筋力の低下に抗するために、運動の方法を吟味する必要があるのです。

2つめの勘違い――画像診断は絶対正しい

整形外科でレントゲンやMRI《エムアールアイ》（核磁気共鳴画像）を撮り、医師からその画像を見せられて、「（ひざの軟骨の）この部分が変形していますね」とか、「（腰椎《ようつい》の部分の）ヘルニアが飛び出していますね」と指摘されると、実はほっとする患者さんもいらっしゃるかもしれません。

なぜ痛みが起こっているのか、原因がわからないままであることを不安に思う人がいるからです。

画像診断で説明を受けると、レントゲンやMRIという科学的な手段によって原因が突き止められたと、納得することができます。

体に痛みがあるとき、私たちは、体のどこかに壊れた部分があって、それによって痛みが引き起こされていると考えがちです。

壊れた部分として、軟骨の変形やヘルニアが見つけられれば、原因が確定できたと腑《ふ》に落ちやすいのです。

しかし、画像診断はあまり当てにしないほうがいい。

これが私の提案です。

腰痛やひざ痛といった病気においては、実のところ、画像診断はあまり役に立たないからです。

「変形性膝関節症《へんけいせいしつかんせつしょう》では、画像診断と痛みは相関しない」という報告があります。つまり、ひざの軟骨がほとんど変形していないのに、ひどくひざが痛む場合もあれば、ひざの変形が相当に進んでいても、痛くないケースがあるということです。

ですから、画像診断で、加齢が進み、ひざの骨が変形していることがわかったからといって、むやみに心配したり、動揺したりする必要はありません。

単にそれは、あなたの足が年齢相応の状態にあることを示しているにすぎません。いい換えれば、その程度の状態なら、あなたの体重を十分に支えられるということが示されたと考えることもできるのです。

それなら、私が皆さんにお勧めしたい筋トレも可能。

「十分に、よくなる可能性がある」と受け取ってもらってもいいと、私は考えています。


腰痛に関しても、同様です。

椎間板《ついかんばん》の間からヘルニアが飛び出ているレントゲンの画像を何枚も並べたものを、整形外科医や放射線科医などの専門家が見比べて、どの人に腰痛があるかを指摘してもらったところ、全く当たらなかった！　という研究報告があるくらいです。

ヘルニアが飛び出ていても、全く痛みがなく、普通に暮らしていける人がいる一方、画像上、全くヘルニアがないのに、激痛に襲われる人がいるのです。

このことは、椎間板ヘルニアに限らず、多くの腰痛に当てはまります。

近年の腰痛研究の成果に基づいていえば、画像診断のほとんどが腰痛の原因を説明できないとされるようになっています。

むろん、だからといって、画像診断に全く意味がないということにはなりません。

例えば、腰に腫瘍《しゆよう》があり、それが腰痛を引き起こしているケースがあります。こうした場合、腫瘍をいち早く発見し、可能なら切除し、適切な処置を行う必要があります。事例は少ないにせよ、見逃すべきでない疾患・病態をチェックするためにも、レントゲンやMRIで、患部の状態を少なくとも1度は調べておくべきです。

画像診断を重視しすぎる医師の弊害

整形外科医のなかには、**画像診断を重視しすぎる**医師も少なくありません。

私のクリニックにやってきたJさん（57歳・女性）は、両側の変形性股関節症《へんけいせいこかんせつしょう》で、手術を勧められていました。

担当医から慌ただしく手術を勧められることに抵抗を感じたJさんは、「動けなくなって手術を決断するなら、その前に当院へ」と私のホームページに書かれているのを見て、私のクリニックにやってきたのです。

レントゲンで確認すると、確かに股関節の変形がかなり進んでいました。この画像を見たら、人工関節置換《ちかん》手術（股関節の手術法の1つ）を迷わずに選択する医師がいることは、容易に想像できました。

いささかオーバーな表現をすれば、整形外科医とは手術が大好きな種族です。画像上手術が必要と認められれば、「直ちに手術」と頭が働くのです。

しかしそんな画像より、私が注目したのは、彼女の筋力のなさでした。

試しにJさんにスクワット（ひざの屈伸運動）をしてもらうと、全く体が支えられません。ある程度までしゃがみ込むと、腰が落ちてしまって、上がってこられない。明らかに筋力が足りていません。筋力がなさすぎて、関節を支えられないのです。

これくらい筋力が弱っていては、手術が仮にうまくいったにしても、その人工関節で、Jさんがスムーズに歩けるかどうか、保証の限りではありません。むしろ、かなり疑わしい。

最初のうちはうまくいっても、じきに痛みが出たり、不具合が生じたりする可能性が高いだろう。それが、私の判断でした。

こうしたケースでは、

「手術の前にやるべきことがある」

と私は考えます。

Jさんにもそう伝えて、スクワットに励んでもらっています。筋力がつけば、手術をせずに痛みをへらし、ある程度、軽快に生活できるようになる可能性が高いからです。Jさんは筋トレを続け、徐々に痛みが取れてきたため、手術はしないですんでいます。

同じような経緯をへて、筋トレのおかげで手術を回避できている人がたくさんいます。画像診断で手術を勧められても、慌てて行う必要はありません。手術を行う前に自分でやれることがないかどうか、ぜひ検討してほしいのです。

3つめの勘違い——注射をすればよくなる

変形性膝関節症の治療では、いわゆる運動療法と並行して、ヒアルロン酸注射を行うのがこれまで王道の治療でした。

ヒアルロン酸は軟骨の主成分です。これを関節内に直接注入します。ヒアルロン酸には、軟骨を保護し炎症を取る効果や、軟骨の破壊を防ぐ働きがあるといわれています。

一般的には、この注射を、まず週に1回、5週続けて行います。次に、2週間に1回のペースで5~10度続け、それでも痛みが取れなければ、週1回に戻すなど、おおよそ3~4ヵ月ほどかけて様子を見ます、それでも効果がない場合には、手術を検討することになります。

これが、多くの整形外科で行われている一般的なヒアルロン酸注射のスケジュールです。しかし私は、ヒアルロン酸注射は行っていません。

その理由は、この注射に効果が期待できないからです。

近年の研究では、ヒアルロン酸の関節注射は鎮痛効果がさほどなく、軟骨の状態もほとんど改善できないとされています。

それだけではなく、この頻繁に行われている関節注射によって、ひざに雑菌が入り、化膿性膝関節炎《かのうせいしつかんせつえん》を引き起こすリスクがあるとさえいわれています。

世界的に見ると、ヒアルロン酸注射を否定する一大潮流ができているのですが、なぜか日本だけは、この流れから取り残されています。日本にはいまだ、「ヒアルロン酸注射が有効である」と主張する医師が、数多くいるのです。

ただ、最近は、そんな日本でも、「ヒアルロン酸は効かないから」と、注射を行わない若手医師も出てきました。

しかし、そうしたかたたちが、注射をしなくなった代わりに、ひざにいいことをしてくれるかといったら、実は何もしてくれません。

どうすればいいかを聞くと、「筋肉を鍛えて、減量をしてください」というだけで、具体的な指示はないのです。

注射もやめてしまった、でもそのかわりの手段は何も示してくれない。そのため、患者さんが怒り出すという例もあると聞いています。

私自身、非常勤の外来診療の際に、そういう高齢の女性と遭遇したことがありました。

そのかたは「ひざが痛くて動けない」と来院。しかし現実は、日ごろから全く体を動かしていないために、ひざが痛むようになっていたのです。運動不足になっている証拠に、脚がパンパンにむくんでいました。

私は、「改善するには、動かせばいいんですよ。痛いからといって動かさなければ、回復は絶望的です」とお話ししました。そして、気がのらないようでしたが、その女性にスクワットをやってもらいました。すると、見事、できました。

自分のクリニックの患者さんなら、継続してやってもらい、すぐに効果が出せると思いましたが、非常勤の外来なので、無理強いもできません。

その女性も、私が注射をしないので、「注射もしてくれへんの？」とひどく不服そうでした。

しかし実際は、注射を1本したところで、ひざ痛が一瞬で治るとか、そんな魔法のような医療はありません。医者は、魔法使いではないのです。


つまり、**自分で弱らせた体は、自分でなんとかするしかないのです。**


その「痛いのに動かれへん」といっている女性にもいいました。

「じゃあ、死ぬまで寝てるの？」「このままだと寝たきりになるよ」


痛いから薬を飲む→ダメなら注射→それでもダメなら手術

このような信仰を持っている患者さんが、たくさんいるのです。

私のクリニックでは、注射の代わりに筋トレを指導しています。

一般の整形外科でひざの治療法として勧められている運動療法の効能については、私は懐疑的です。従来の運動療法は、ほとんど効果がないと考えています。

その代わり、患者さんには私の提案しているスクワットを実践してもらっています。

実際に筋トレを継続すると、ヒアルロン酸注射などより、はるかに着実に効果が上がります。

Iさん（60代・女性）は、週1回筋トレを行っていたところ、ひざ痛がみるみるよくなってきました。

以前、通っていた整形外科では、毎週、ヒアルロン酸注射を打たれていましたが、全くよくならなかったということです。

「あの痛いヒアルロン酸注射は、なんだったんでしょう？　あれだけ痛い思いをしてよくならなかったのに、不思議ですね」

と、Iさんはおっしゃいます。

また、整形外科的な疾患で、しばしば行われるブロック注射についてもふれましょう。

これは、痛む部位の神経付近に麻酔薬を注射することで、痛みを取る治療法です。当座の痛みをおさえるだけで、治癒《ちゆ》を促すものではないことは、いうまでもありません。痛みが治まっても、根本的に治っているわけではないことを理解しておきましょう。

4つめの勘違い――痛み止めやマッサージで痛みが治る

ブロック注射も含めて、痛み止めの飲み薬や湿布など、整形外科の薬というものは、ほとんどが対症療法の薬です。

対症療法とは、病気によって起こっている痛みなどの症状を和らげたり、解消したりする治療法です。一時的に症状を和らげるものにすぎず、病気そのものやその原因を治す「根治療法」（あるいは、「原因療法」）ではありません。

痛み止めの注射や薬、湿布によって、当座の痛みが一時的によくなった気がしても、それは決して治ったわけではないのです。根治していないのですから、いったんは改善しても、また、ぶり返してくることが考えられます。

それどころか、**痛み止めの薬は、治癒自体を遅らせます**。

そもそも炎症（とそれに伴う痛み）とは、体が自然治癒していく過程で通る、欠かせないステップです。その炎症を痛み止めによっておさえてしまうのですから、自然治癒の進行は、必然的に遅れることになるのです。

一般的なカゼ薬は、セキや鼻水といった症状をおさえるもので、文字どおり、対症療法の薬です。カゼ薬によって、セキや鼻水を無理やりおさえ込むことはできるかもしれませんが、カゼ自体はいつまでも治らないという現象がしばしば起こります。

それと同様のことが、痛み止めでも生じることになります。

しかも、痛み止めの薬にも副作用がありますから、その副作用にも注意しなければなりません。

よく使われている痛み止めは、「非ステロイド性抗炎症薬（NSAIDs《エヌセイズ》）」と呼ばれるタイプに分類されます。なかでも有名なのがロキソニンです。

非ステロイド性抗炎症薬には、胃潰瘍を引き起こす副作用があります。「NSAIDs潰瘍」なる言葉があるくらいです。

ロキソニンを飲んでいて、もしも排便時に便がやたらと黒くなっているようなら、肛門から遠い胃や小腸で出血している可能性があります。早めに病院を受診することをお勧めします。

私の場合、痛み止めは、患者さんがどうしても欲しいというときにのみ、出すことにしています。痛みが強くて耐えられないかたや、痛くて夜眠れないかた、痛くても明日仕事で出かけなくてはならないかたたちです。

いずれにしても痛み止めを常用したり、薬に頼り切ったりすることはお勧めできません。

肝に銘じておきましょう。そもそも痛み止めで治ることを期待してはいけません。

マッサージは慰安にすぎない

ついでにいえば、リハビリで行われている**電気治療や牽引《けんいん》治療、各種のマッサージ**

などは、「慰安」にすぎないと私は考えています。

いい換えれば、それらは皆、気持ちがいいだけで、リラクセーションにはなるかもしれませんが、根本的な治療にはなっていないということです。

例えば、牽引治療は、かなり以前から行われている治療法です。

牽引は、一般に、脊柱《せきちゅう》周囲の神経の圧迫が原因で起こる、手足や胸、腰の痛み、しびれ感の緩和に効果があるとされています。痛みのある部分をゆっくり引っ張っていき、椎間板《ついかんばん》や椎間関節の内圧を下げたり、椎間のすきま（椎間孔《ついかんこう》）を広げたりすることで、神経への圧迫を和らげるとされていました。

しかし、牽引治療が、例えば腰痛に有効であるという根拠（論文）はありません。なぜ効くのか、はっきりわからないにもかかわらず、ずっと行われ続けてきた治療なのです。

考えてもみてください。「1日に数分間だけ背骨を引っ張る」という軽い刺激のみで、神経の圧迫が解消できるでしょうか。

また、マッサージは、患者さんにとって、治すためにやっているというより、もまれたときの気持ちよさ自体が自己目的化している健康法と思えます。

最新のウォーターベッドなどは、文字どおり、最高の癒《い》やしマシンでしょう。確かに、他人にもまれれば、心地よく癒やされるかもしれませんが、こうしたマッサージに治療効果はほとんど期待できません。

マッサージも立派な治療だと主張する医療者も多いでしょう。しかし私は、さまざまな原因が絡まり合って生じる疾病《しっぺい》や痛みが、外部から押したりもんだりしただけで治るとは考えていません。それは、祈禱《きとう》で治療するのとそう変わりがないのでは？と思います。

私は、気持ちよいことをすれば症状が改善すると思っているかたに、「栄養が不足して病気になっている人が、おいしいものを食べれば、病気が治りますか」と説明することがあります。

だからこそ私としては、「慰安」という言葉を当てたくなるわけです。

ひざ痛、股関節痛、腰痛など、多くの痛みに悩まされるかたたちが整形外科に長年通い続けています。

薬（痛み止め）を飲み、注射をしてもらい、電気を当てたり、牽引やマッサージをしてもらったりする。こういったことを、何年にもわたってくり返している患者さんが、びっくりするくらいたくさんいます。

こうしたさまざまな理学療法を、何年にもわたって続けていること自体、各々の療法が効果的ではないことを示唆しています。

電気治療や牽引治療、マッサージによって痛みが消え、効果がもたらされているなら、患者さんはとっくに通うのをやめているはずではないですか。

現実には、患者さんたちは治療に通い続け、痛み止めを飲み続け、注射を打ち続けています。そして、何年通ってもよくならない。こうしているうちに、画像診断の結果が悪かったら、最終的に手術にたどり着くことになります。

誠に残念なことに、これが現在、多くの整形外科における現実なのです。

5つめの勘違い——痛いのはバランス（姿勢）が悪いからだ

痛みがよくならない理由として、「（体の）バランスが悪いからだ」「姿勢が悪いからだ」という理由がよく持ち出されます。

「バランスが悪いからだよ」といわれると、皆さん、なんとなく、そんな気がしてくるものです。根拠もろくに示されていないのに、私たちは、ふんわりと納得させられてしまうことが多いようです。

姿勢の問題はとりあえず置いておくとして、私などは、「バランスって何？」と思います。

バランスとは何か。

私は、まともな定義というのを聞いたことがありません。バランスを持ち出す人は、人により、それぞれ、バランスの解釈が違います。

いい換えれば、**その人の説明理論のあいまいさを補完してくれるのが、バランスという便利な言葉なのです。**

しかも、そのあいまいで怪《あや》しげなバランスとやらが、ある治療家の説明理論の中核だったり、土台になっていたりして、その杜撰《ずさん》さに驚きます。

「ひょっとして、それって何もいっていないんじゃないか」と、私などは考えるわけです。

例えば、「痛みの原因は筋肉のバランスの悪化だ」というお医者さんがいます。しかし、その筋肉のバランスとは筋力の問題なのか、筋肉の使い方の問題なのか、はたまた別の何かなのか、論を突き詰めてみると、あいまいで、きちんとした説明になっていないケースが大半です。

ですから、バランスですべてを説明しようとしている治療家やお医者さんがいたら、あまり信用せず、まゆにつばをつけて話を聞いたほうがいいでしょう。

フィットネス業界でも、「体幹《たいかん》」だったり、「インナーマッスル」だったり、「コア」だったりと、いろいろ流行があります。最近なら、「筋膜《きんまく》」でしょうか。なんとなくありがたい、効果のありそうなキーワードが一時期しきりにもてはやされ、しだいにまた廃《すた》れていくというサイクルをくり返しています。

体幹も、インナーマッスルも、コアも、バランスと同様、なんとなく説得されやすい、しかし内容の伴わないワードと考えておけばよいのではないでしょうか。

次に、姿勢についてもお話ししましょう。

「姿勢が悪いから、ある痛みが起こったり、体が弱ったりする」という説明を信じている人が多いようです。しかし、実際には順序が逆で、体が弱るから（筋力が低下するから）、老人らしい姿勢になり、痛みも生じている。こう考えたほうが、あらゆる説明がピッタリはまるはずです。

姿勢を意識して、美しく保とうとするのはけっこうなのですが、それを意識だけで実現し続けるのは、非常に難しい。

なぜなら、意識が姿勢から外れた瞬間、たちまち元どおりの姿勢になってしまうからです。

しかし筋トレを続けると、明らかに自然に姿勢がよくなります。いっさい意識していないにもかかわらず、姿勢がよくなり、動きが変わり、歩き方がしっかりしてくるのです。

どちらが自然なあり方か、考えるまでもありません。

骨粗鬆症によって圧迫骨折を起こし、背中が完全に曲がってしまった高齢の女性は、姿勢が悪いからひざが痛むのでしょうか。体のバランスがくずれているから、腰が痛むのでしょうか。

圧迫骨折で曲がってしまった腰は、治しようがありません。バランスや姿勢がすべてであれば、ひざや腰の痛みも治しようがないということになります。

そうしたおばあちゃんにも、私は筋トレをやってもらいます。

すると、曲がった腰は元には戻りませんが、筋肉がつくことで多少なりとも姿勢がよくなり、歩き方がしっかりして、ひざや腰の痛みも軽快するのです。

6つめの勘違い――歩けば筋力がつく

私が「筋力を鍛えてくださいね」というと、「歩かないといけないの、わかってるんやけどね」と、ある高齢の女性の患者さんが答えました。

これは、高齢者の大半のかたに共通する認識といっていいでしょう。

筋力を鍛える=歩く

なのです。

しかし、結論からいえば、**歩いても、筋力アップは望めません。**

クリニックにやってくる患者さんだけではなく、実際、歩けば筋力がつくと信じている医療関係者は多いと思います。学校でそう習うから、それを信じているのです。

疑ったことがないわけです。

歩く＝筋力がつく、という発想は、おそらく、安静との比較からきています。安静（＝1日じっと動かずに寝ている）は、動物にとって実に不自然な状態です。最初にもふれたとおり、安静の有害性は明らかです。

安静にしていると、どんどん筋力低下が起こり、筋肉量がへっていきます。

その安静に比べれば、歩くのは、筋肉の目減りを、少しはおさえることができるでしょう。安静によって加速度的に筋力が落ちていく＝マイナスがふえていく状態を、歩けば、「ややマイナス」くらいにはできるかもしれません。

つまり、多少は役立つにしても、筋力という点からいえば、まだマイナスのままではないかというのが、私の見解です。

ならば、筋力をアップさせるには、どうすればよいのか、ということになります。

運動の新しい3区分

私は、運動を3つに分けています。

①日常生活動作
②有酸素運動
③無酸素運動

日常生活動作というのは、その名のとおり、日常生活で体を動かすときのレベルの運動です。その動作を続けても、息が上がったり、筋力が限界を迎えたりすることはありません。家事をしたり、仕事をしたり、散歩をしたりなどが、ここに属します。

有酸素運動と無酸素運動は、一般に知られているものとは違って、次のように定義しています。

有酸素運動：その運動をやり続けると息が上がって、運動の継続が不可能になる運動
無酸素運動：その運動をすると、息が上がる前に筋力が限界を迎えて、継続できなくなる運動

散歩とほぼ同義であるウオーキングは、相当長く歩いても息が上がるわけでも、筋肉が限界を迎えるわけでもありません。ですから、ウオーキングも、日常生活動作ということになります。

ジョギングは走っているうちに息が上がってきますから、有酸素運動になります。

この定義から考えると、ほとんどの運動は、有酸素運動に分類されることがわかります。

はっきり無酸素運動であるといえる運動は少ないのですが、広い意味でいうと、短距離走、体操、相撲、ウエイトリフティング、パワーリフティングといったところです。

一般に、１００ｍ走は無酸素運動に含まれますが、厳密にいえば、スピードが落ち始めるところまでが無酸素運動。それ以降は、有酸素運動ということになります。

運動強度からいえば、日常生活動作（低強度）・有酸素運動（中強度）・無酸素運動（高強度）となります。

では、どうすれば筋力を鍛えることができるのでしょうか。

生物体はどのように機能しているか？——ホメオスタシスVS.動的平衡

その問いに答える前に、少し寄り道をしておきましょう。

皆さんも、「ホメオスタシス」という言葉を耳にしたことがあるでしょう。

ホメオスタシスとは、恒常性とも訳されますが、**生物体が外部環境の変化や食物の影響にもかかわらず、体温・血糖値・血液酸性度などの生理的状態を一定に保つこと、およびそのしくみ**を指します。

確かにホメオスタシスの働きによって、私たちの体の機能は、およそ一定に保たれています。

私たちが、ともすると安静を志向してしまうというのも、自分の体のホメオスタシスに対する信頼があるからだといってもいいかもしれません。

つまり、放っておけば、そのうち体が自然に元に戻してくれるだろうと考えるわけです。

確かに私たちの体には、そうした働きがないわけではありません。しかし、恒常性を保とうとする働きがあるにせよ、環境から与えられるストレスにより、常に体内環境は変化し続けます。もちろん、発育・老化によっても変わっていきます。

これを恒常性と呼んでいいのだろうか？　私にはそういう疑問があります。

生物体は、物質的に常に入れ替わり、代謝が絶えず行われながら、平衡状態を保っているものだ。これを、アメリカの生化学者ルドルフ・シェーンハイマーは、「動的平衡（Dynamic equilibrium）」と呼びました。

人間の37兆個の細胞のすべてが常に新しいものへと交換されていっています。細胞37兆個がすべて入れ替わるのに約3ヵ月。要するに、人間は飲んだり食べたりしたものをエネルギーにするだけではなく、食べたものが身となり肉となり、古くなった身や肉は尿や便などで排泄され、常に変わり続けています。

同じ人間と思っていても、3ヵ月も経過すれば物質的には全く違う人間になっているといってよいのです。

生物体の中では、常に環境がもたらすストレスに適応しようという反応が起こり、代謝による持続的変化が生じ、動的平衡を保とうしている。これこそが、生命の真の姿なのではないか。

私は、人間の体のしくみを考えるとき、「ホメオスタシス」よりも、この「動的平衡」の考え方を取ります。

加齢のような内的変化によっても、環境が与える外的条件（例えば、気温や食事内容、物理的刺激などがもたらす多様なストレス）の変化によっても、人間は影響を受けます。影響を受けると、それを反映し、対応しようとする反応が起こり、動的平衡を取ろうとします。

この動的平衡に基づく**「適応」**が、私たちの心身に変化をもたらしています。

さて、ここでようやく、筋力の話に戻ります。

無酸素運動は高強度で、筋肉に大きな負荷《ふか》をかける運動（＝ストレス）です。

こうしたストレスがかかると、体が、筋肉を強く大きくしなければ対応できない状況に置かれるため、それに「適応」し、筋肉が強くなるという現象が起こります。

一方、有酸素運動では、心肺に負荷がかかる運動（ストレス）が行われるため、それに適応して心肺機能が鍛えられることになります。

こうした意味合いから、有酸素運動は「心肺限界運動」、無酸素運動は「筋限界運動」と呼び変えることができます。

高齢者がしばしば筋力を鍛えられると誤解しがちなウオーキングは、日常生活動作にすぎません。筋肉に強い負荷がかかりませんから、歩いて筋力を鍛えることは難しいということになります。

では、リハビリはどうでしょうか。

私の勤務医時代、理学療法士に多くの入院患者さんたちの筋力訓練を指示しました。しかしこのうち、筋力が強くなって退院できた人は、ほぼいなかったのが現実です。たいていは、筋力が弱くなって退院していくのです。

入院時に行われているリハビリというのは、そういう程度のものでした。いわゆる筋力訓練とされているものも含めて、リハビリで行われているほとんどすべてのトレーニングが、有酸素運動でも、無酸素運動でもありません。日常生活動作に分類される強度のものです。

ひどいものになれば、運動強度ゼロ、日常生活動作以下の他動運動で、リハビリを終了しています。

つまり、体に有意義な適応を引き起こす運動ではないのです。

安静にするよりは、ややマシではあるものの、それらによって筋力アップはとうてい期待できないということになります。

なぜ、ひざに水がたまるのか

ひざ痛の症状の1つに、水がたまるという現象があります。

私は、ひざにたまった水の内容を調べたいとか、パンパンに水がたまって痛そうというとき以外、あまり水を抜きません。

よく、ひざの水は抜かなければ治らない。だが、抜くと、また水がたまってしまい、クセになるといわれます。いわば、都市伝説のようになっています。

ひざの関節は、太ももの骨（大腿骨《だいたいこつ》）とすねの骨（脛骨《けいこつ》）からできていて、その関節は、関節包《かんせつほう》という包みに覆われています。関節に過剰な負荷がかかると、関節包の内側にある滑膜《かつまく》という膜に炎症が起こります。

炎症はもともと組織を修復するための反応で、ひざの場合は、ひざにかかる過剰な負荷からひざを守るために起こっていると考えています。関節包は、その名のとおり、

ひざに水がたまるしくみ

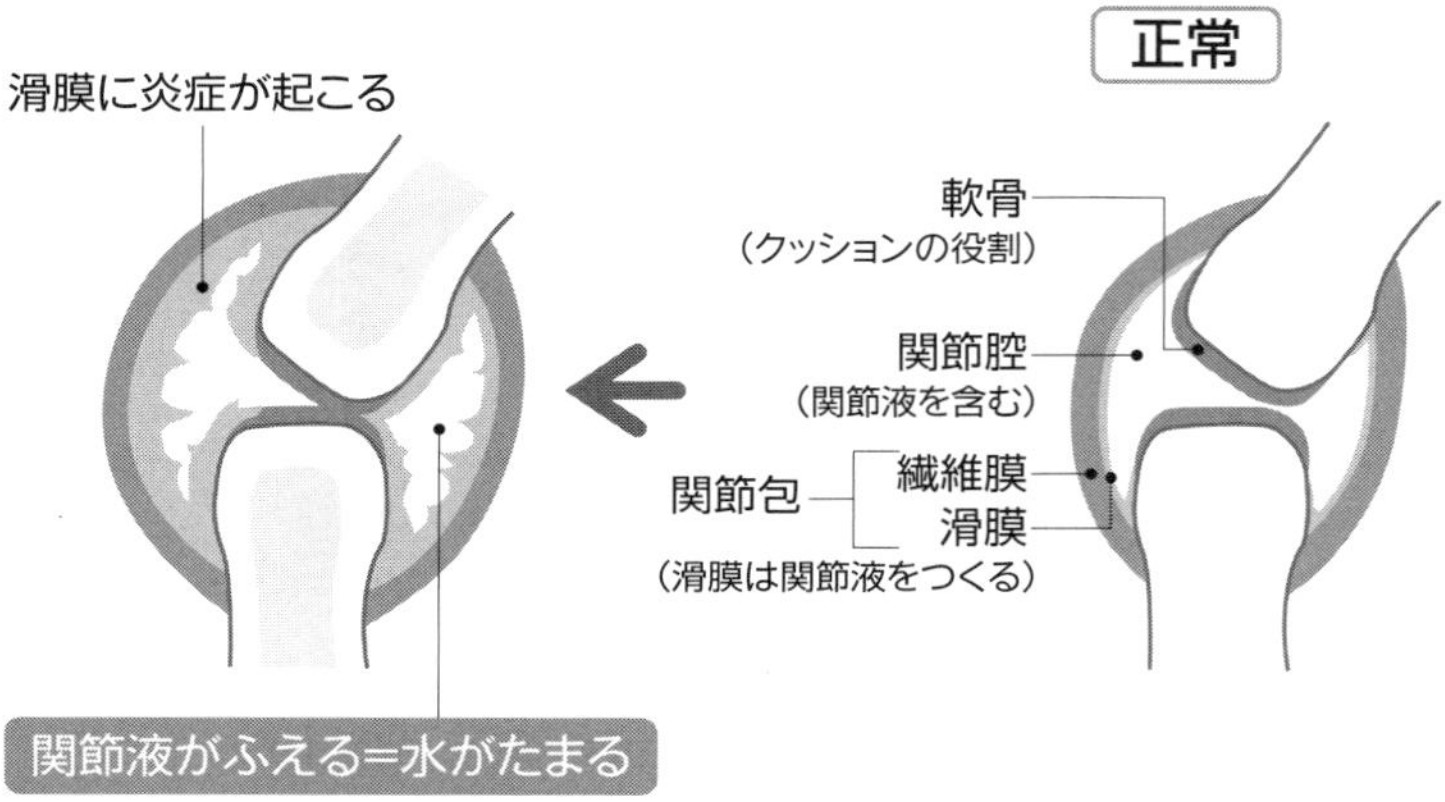

袋状です。この袋の中に常に数mℓの関節液があって、軟骨に栄養や酸素を与えています。

関節の中で炎症が起こると、この関節液がふえます。それが、ひざに水がたまるという現象です。

私が思うに、ひざに水がたまるというのは、**関節を水で満たし、それをクッションにして、少しでも関節を守ろうとする反応**ではないでしょうか？

つまり、そのような適応によって、関節の動的平衡を守ろうとしているのではないかということです。軟骨が目減りし、クッションが足りなくなった分をカバーしようとして、水が出ている。

私は、ひざに水がたまっている高齢の女性にも、スクワットなどの筋トレをやってもらいます。

するとスクワットを続けているうちに、たまっていた水がなくなったり、水がたまらなくなったりするのです。

筋トレによって筋肉が強化され、ひざをカバーできるものができたわけです。するとひざを守ろうとしていた水の役割がなくなるため、水もたまらなくなるのではないか。

この場合、ひざの水は、筋力アップという別の適応によって、取って替わられたということになると考えています。

7つめの勘違い――高齢者に筋トレはよくない

高齢者に聞くと、たいていのかたは、筋トレは、若くて、健康的な人がやるものだという印象をお持ちです。

もしくは、「高齢者は筋トレできない」「高齢者の体によくない」、だから「高齢者は筋トレをやっちゃいけない」と信じているかたが大半です。

しかし、私は、筋肉ドクターとして、そんなかたがたにも率先して筋トレを勧めます。というより、「高齢者の健全な体を守るためには、筋トレ以上に役に立つ運動はない」と信じています。

私は、野生動物（特に鳥類、哺乳類）は、「筋トレ」はできないと考えています。

ですから野生動物は、老化には勝つことができません（鳥類、哺乳類以外は、機能低下を起こすという老化現象が認められないらしいですが）。鳥類、哺乳類は、ピークとなる特定の年齢を超えると、一様に衰えていきます。筋力も自然に低下していきます。

それは、野生動物があえて自分にとって最高強度の運動（私のいう「筋トレ」）などしないためです。そして、あえて老化に抗するような適応を促さない限り、筋力は自然に衰えていくほかありません。

ですから野生動物にとって、老化は抗《あらが》いがたいものです。

哺乳類であるヒトも、何もしなければ、自然に衰えます。

加齢変化の影響をいちばん受けるといわれている大腿《だいたい》四頭筋《しとうきん》（太もも前面の筋肉）

年齢と大腿四頭筋の筋肉量の関係

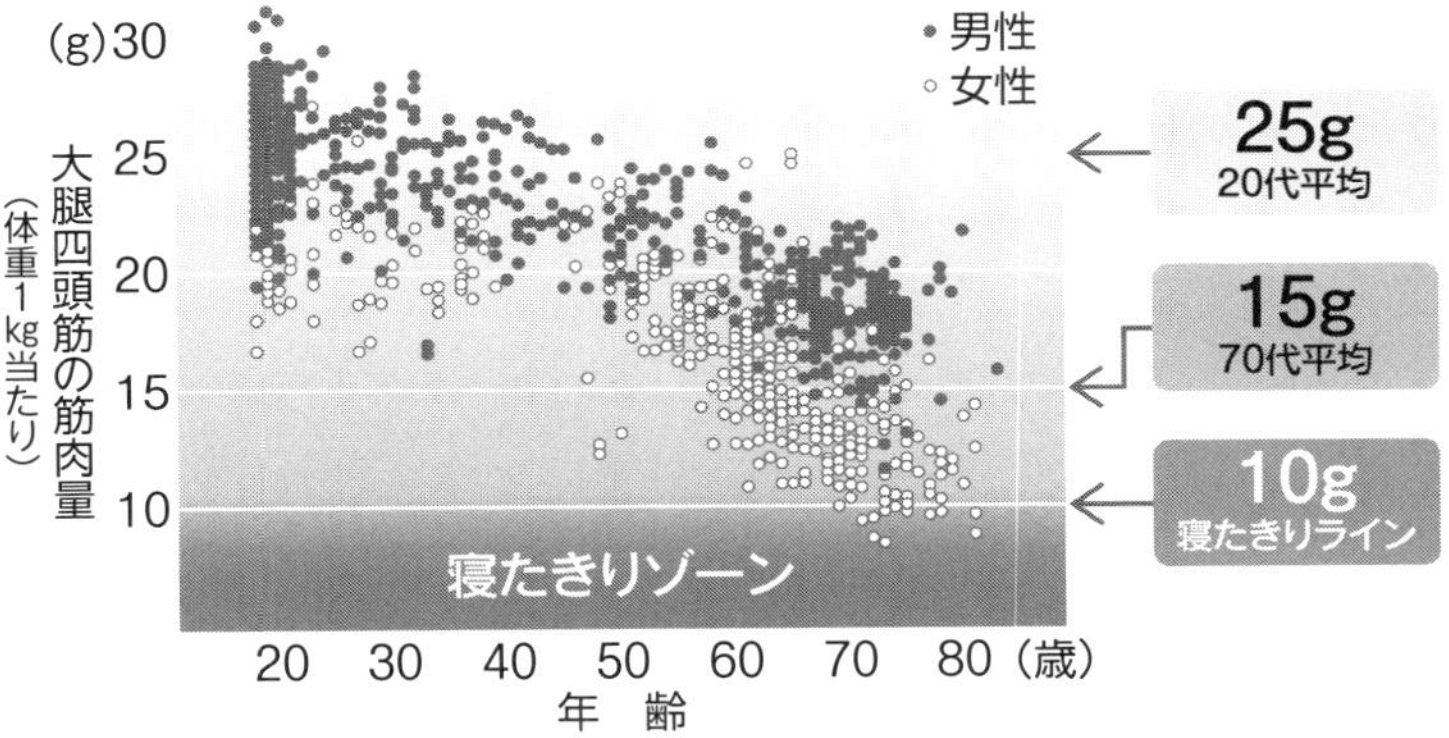

（参考文献：『貯筋通帳』福永哲夫・神崎 史〈ワニブックス〉東京大学身体運動科学研究室資料より）

の筋肉量は、20代で体重1kg当たり25gです。それが、加齢や運動不足によって、どんどんへっていきます。

体重1kg当たり10gが必要最小水準ライン。10gを切ると、自分の脚で歩くのが困難となり、寝たきりになるとされています（福永哲夫・神崎 史『貯筋通帳』、ワニマガジン社）。

しかし、ヒトは、中高年以降も、お年寄りになっても、筋トレを行うことができます。つまり、ヒトだけが老化に抵抗できる運動ができるのです。

ときどき、「高齢者に筋肉がつくわけがない」という人がいます。そういうひねくれたことをいう人が実際いるのです。

もちろん、私は、そんな手合いは相手にしません。

私のクリニックで筋トレをきちんと行い、筋肉がつかなかった高齢者はいません。サボっていれば話は別ですが、やれば、着実にパワーアップします。80歳のおばあちゃんも、90歳を超えるおじいちゃんも筋肉がつき、杖を使わず、しっかり歩けるようになっています。

高強度な運動である筋トレは、筋力低下からくる難治性の痛みを解消し、加齢に積極的に抵抗できる、唯一の運動なのです。

第2章

なぜ私は「筋肉ドクター」となったのか?
～現代医療の問題点に気づいた理由

縦割医療の問題点

皆さんは大病院へ行って、自分の病気の担当科を選ぼうとしたとき、当惑したことがないでしょうか。

大きな病院では、診療科が非常に細かく分かれています。

例えば、とある大学病院では、内科のつく診療科だけで、「消化器内科」「肝・膵臓《すいぞう》内科」「呼吸器・アレルギー内科」「リウマチ・膠原病《こうげんびょう》内科」「循環器《じゅんかんき》内科」「血液・腫瘍内科」「神経内科」「腎臓内科」と、8つもあります。

自分の病状が内科に限定できず、外科的な疾患《しっかん》も疑わなければならない場合、ここにさらに外科のつく診療科がいくつも加わることになります。

自分の病気は、いったいどの科で診《み》てもらったらいいだろう？　と困ってしまう人がいることは間違いありません。

どの科を受診したらいいかわからない患者さんのために、科のガイダンスも兼ねた「総合診療科」という科ができているところもあります。

しかし、いい換えれば、そんな科をわざわざ作ってフォローしなければならないほど、専門化・細分化がいきすぎているということです。

ここに、現代医学が抱えている問題の1つが、目に見える形で現れています。

西洋医学というのは、人間の体の働きを細かい要素へと分解・分析し、生命のあり方を探ることで発展してきました。これを「要素還元主義」といいます。

その性質上、研究が発展すればするほど、細かい要素への分解・分析が進みますから、その研究を反映した医学はどんどん専門化・細分化していくことになります。

その結果として、診療科も細かく分かれることになったのです。

研究分野が細分化するとともに、それを受けて、実際の医療の縦割化がどんどん進みつつあります。

問題は、医療が縦割になってしまったために、それぞれの専門どうしのつながりが弱まる、あるいは、断ち切れてしまっていることです。

人間を各要素に分解して、その要素1つひとつを精細に吟味・検討することはできますが、人間を全体としてとらえようとする視点が欠けるようになったのです。

私の考えでは、精神科の「身体表現性障害（身体症状症および関連症群）」と、整形外科の「線維筋痛症《せんいきんつうしょう》」は同じ疾患です。いずれも、原因不明の慢性的な痛みが長く続く病気です。

しかし、縦割医療によって他科の交流が少ないためか、行く科によって、同じ病気に違う名前がつけられるといった、妙な現象が起こっています。

実は、整形外科医が痛みを治せない、その理由の1つとして、この縦割医療の問題があります。

整形外科とリハビリテーション（科）は、隣接した領域です。

一般的な治療の流れからいえば、整形外科医が指示を出して、理学療法士が運動療法を行うことになります。しかし、ここでも縦割医療による弊害が生じているのです。

整形外科医はリハビリに興味がない

そもそも**「整形外科医」というのは、あくまでも「外科医」**です。

いってみれば、外科＝手術が自分の仕事の本分と認識している種族なのです。

整形外科医は、外科医として、手術には強い関心があります。新しい手術の術式などが出ると、目をキラキラさせて情報を仕入れ、手術の腕をできる限り磨きたいと考えています。

手術の次には、薬（注射や投薬）についても勉強しているでしょう。

しかし、リハビリや運動療法に強い関心を持っている整形外科医は、非常に少ないといっていいでしょう。

リハビリは、医師の指示のもとで理学療法士が行うことになっていますが、実際には、縦割で、理学療法士の独立した仕事となっています。

整形外科医にとって、**それは、「自分の仕事ではない」**のです。

診察をして、「この患者さんは、もっと筋力をつけたほうがいいだろうな」ということがわかったとします。すると、ほとんどの整形外科医は、患者さんに「筋力をつけなさい」と指示を出します。患者さんを**理学療法士に丸投げ**するのです。

実際のところ、整形外科医自身がリハビリを指導せよといわれても、できません。

専門が細分化した結果、自分の専門外のリハビリのことはわからないからです。

患者に運動の指示を出している整形外科医で、高級フィットネスクラブでパーソナルトレーナーをつけて、そのトレーナーのいいなりになって運動している人が少なくありません。

要するに、これは、トレーナーのほうが自分よりも筋肉をつけること、筋力を上げることに詳しいと思っているからこそなのです。人間の筋肉について、だれよりも勉強しているはずの整形外科医が、トレーナー以下の筋トレ知識しか持っていないというお寒い現状があります。

そんなお医者さんが、「筋肉をつけなさい」「筋力を上げなさい」と指導するわけですが、本当に筋力アップによるメリットを理解できているのか怪《あや》しいものだと思います。なにしろ、自分の知らないこと、やったことのないことを、「やりなさい」と指導しているわけですから。

痛みの無限ループはこのように回っている

では、リハビリに丸投げされた患者さんはどうなるか。

リハビリを始めても、残念ながら、現状では、有効に筋力アップできるような内容は実践されていません。

一般に筋トレの専門家といえば、トレーニングを教えるトレーナーやインストラクター、病院では筋力訓練をするのは理学療法士ということになります。本来、トレーナーを自称する人や、理学療法士は、筋トレを指導できる専門家でなければならないはずです。

ところが、実際のトレーナーというのは、たいていトレーニングを教える人ではなく、選手のマッサージやテーピングをする人のようです。選手には「テーパー（テーピングをする人）」などと揶揄《やゆ》されていたりします。

また、理学療法士は、筋力訓練ではなく、患者さんのマッサージや、物理療法（機器によるマッサージ）のセッティングをするのが主な仕事になります。ほかに、関節可動域と筋力評価（徒手筋力テストという、実際には役に立たない評価）を計測する程度でしょうか。

皆さん、筋トレの専門家のはずですが、筋トレについてはあいまいな知識を持っているだけで、自分では実践したことがないという人が大多数。しかも、たぶん学校で教わったことを、リハビリルームでくり返しているだけにすぎません。

筋トレとは何かという本質的な問題について、おそらく一度も自分の頭で考えたことがないのではないでしょうか。

その結果、リハビリルームで行われているのは、リハビリの教科書に書かれている、安静よりややマシというような運動になります。

1日じっとベッドで寝ているような安静は、人間の体にとって大きなマイナスです。その安静に比べれば、確かにリハビリをしたほうがややマシでしょう。

しかし、第1章でもふれたとおり、そのリハビリで筋力がつくかどうかははなはだ疑問です。

けっきょく、整形外科に戻ってきた患者さんは、「リハビリをしたけれども、まだ痛いんです」と訴えることになります。

医者に痛みを訴える↓整形外科医が筋力不足と判断する↓リハビリに筋力アップを指示する↓理学療法士に丸投げ↓リハビリで筋力アップにつながらない程度の運動療法をする↓筋力がきちんとつかない↓痛みが取れないと医者に訴える

このループはどこまでいっても続いていきます。

この間に、注射や投薬がなされるでしょうが、注射も、投薬も、痛みをおさえることはできても、痛みを根本的には治せないというのは、お話ししたとおり。

整形外科医は、戻ってきた患者さんがリハビリできちんと運動ができていたかどうかについては、ほとんど関心を持っていないはずです。

なんらかの運動療法を行ったうえで、主訴に変化があったかどうかだけが、整形外科医の関心の対象です。

整形外科医というのは、リハビリでダメだったら手術と思っている人が大半。切ってなんぼ、の世界なのです。

運動したけれど、けっきょく、よくなっていない。しかも、もしも画像診断で、手術の必要とみなせる所見が確認できれば、「では、手術を考えましょう」となります。

これが、よくある整形外科医の思考経路ということになるでしょう。

もしも手術がうまくいけば、当座は痛みが取れて、以前より快適に動けるようになることがあるかもしれません（手術しても、よくならないこともままあります）。

この間にも加齢によって、筋力が自然に低下していきます。

そもそも、痛みが生じるくらい筋力が弱っていたわけだし、おまけに、手術で入院すれば、入院中は安静第一です。いよいよ筋力低下が進みます。体が弱り切って、よろよろしながら、やっと退院の日を迎えます。

そんなわけで、手術がうまくいっても、筋力低下から、再び、痛みが起こってくる可能性がかなりあるということになります。

最初はチャック・ウイルソン

ここで、なぜ私が「筋肉ドクター」になったか、振り返っておきましょう。

中学時代は、「なんちゃってテニス部」所属でした。京都でいちばん弱い学校でした。高校では友達に誘われて仏教青年部というのに入っていましたが、活動には一度も参加しなかったので、実質はいわゆる帰宅部。

高校で運動部に入らなかった私は、中学時代からなんとなく興味があった、ダンベルなどを使った筋トレをやってみようと思いました。

そんなとき、ふと入った書店で、タレントのチャック・ウィルソンさんの本を手に取りました。

ある程度の年配のかたなら、そのころ（1986年ごろ）、テレビのバラエティー番組のタレントとして活躍していたチャック・ウィルソンをご存じでしょう。

私が手に取ったのは、タレント本の先駆けのような書籍でした。チャックは、ムキムキの筋肉が1つの売りでしたが、本を読むと、生まれつきそんなムキムキだったわけではなく、体を鍛えてそうなったといっています。ならば、自分も多少いい体になれるのではないかと考えたのです。

小遣いを貯めて、バーベルのセットを買いました。我が家には、小学生時代に買ったダンベルセットもありました。おそらく私は、小さいころから、体を鍛えることへの興味、および、憧れがあったのだと思います。

その当時、スポーツジムはまだ隆盛ではなく、手軽に行ける場所にはありませんでした。それに、なにしろ高校生ですから、ジムへ行く発想もなかったのです。

そこで、手近なもの、雑誌や書籍などを読み漁《あさ》りながら情報を仕入れ、自分なりの筋トレ生活を始めました。

自宅での筋トレは、多少なりとも効果があったはずです。気づくと、運動部の連中と腕相撲しても、負けなくなっていました。

現代は、インターネットなどに筋トレ情報があふれていますが、そのころは、今ほどはありませんでした。それでも収集してみると、いろいろなことがいわれていて、どれが正しいのか高校生の自分には判断できません。

実は、医学部を受験した理由の1つに、医学部に行けば、筋トレの原理が学べるのではないかという期待がありました。

しかし、期待は裏切られます。

実際に医学部に入ってはみたものの、筋トレについて学ぶところはほとんどなかったのです。

自動運動と他動運動の違いとは?

例えば、運動は、他動運動と自動運動の2つに区分されます。

他動運動とは、例えば、右手の親指を、親指についている筋肉以外のものによって動かす運動です。自分の左手で親指をつかんで動かしたり、他人に動かしてもらったりというのが他動運動です。

自動運動は、その関節に付随する筋肉を動かすことによって動かす。親指についている筋肉で親指を動かすものです。

大学では、ご親切にも、「他動運動より自動運動のほうが、筋肉が発達します」と教えてくれたのですが、そんなことはいわれなくてもわかっています。

知りたいのは、「自動運動のなかで、いったいどんな運動を行うと、筋肉をより鍛えることができるか」です。

しかし、大学の講義では、知りたいことは何も教えてもらえませんでした。

私は、無駄な努力が嫌いな人間なので、必死で筋トレをやっても、パワーアップできないのは嫌でした。

医学部の授業は全くあてにならないので、けっきょく自分でいろいろ考えることになりました。どうやったら効率的に筋肉を鍛えられるか。それを自分自身で根本から考えることになったのです。

こうして試行錯誤した医大生時代に、自分の筋トレ理論がしだいに固まっていきました。

Keep It Simple, Stupid!（愚かなほど単純に考えろ！）

いや、私の場合、理論というほど、大げさなものではありません。

という私の座右の銘ともいえる言葉があります。

この言葉の命じるとおり、物事の道理を突き詰めていった結果、筋トレについて、文字どおり、シンプルな原理が見出されたのです。

私は自分の筋トレを、Keep It Simple, Stupid! の頭文字をとって、KＩSSトレ(キストレ)と呼んでいます。

キストレの理論を固めたのち、医学部を卒業。いろいろな巡り合わせがあって、私は整形外科医となりました。

そして、「はじめに」でもふれたような、リハビリの実態を知ることになり、驚いたわけです。

リハビリ室では、立って動けるはずの人をわざわざ横に寝かせたうえで、理学療法士が他動運動で患部を動かしていました。

それは痛みを出させない配慮だったのでしょうか?

しかし、それでは筋力は強化できないと思いました。また、自動運動をさせず、安静にしている間に、筋力がどんどん低下していけば、より痛みが出やすくなるだろうに、などなど。

私の頭の中は、現行のリハビリに対する疑問でいっぱいでしたが、なにしろ新米医師ですから、発言権もありません。

リハビリについてモヤモヤした疑問を抱えたまま、私は整形外科医として働き始めることになります。

医師になって3～4年たつと、少しずつ医師として決定権を持たされるようになり、その後私は、縦割医療の壁にぶつかることになりました。

筋肉ドクター・挫折の日々

私の勤務医時代の話。

現行のリハビリでは不十分だとわかっていましたから、筋力が足りないと考えられる患者さんには「こういう筋トレを行ってほしい」と、理学療法士にリクエストを出すようにしました。

ひざ痛が主訴で来院されたAさん（70代・女性）の診療の際も、理学療法士に筋トレの指示を出しました。しかも、普通の整形外科医なら、簡単に「ひざの筋力訓練」

などと書くところを、具体的にどういう運動をしてほしいか、こと細かに書きました。

しかし翌週、外来にやってきたAさんに尋ねると、私のリクエストした運動はやっていないというのです。しかも、「ひざが痛いのなら、やることはないから帰れ」と、理学療法士にいわれたということです。

理学療法士を呼んで話を聞くと、「すみません」と謝ります。

「じゃあ、そのとおりにお願いします」と、私がもう一度念を押して指示を出すと、その理学療法士は、「はい、わかりました」と頭を下げます。

次回の問診タイム。

確認すると、Aさんは、筋トレをやっていません。

理学療法士を呼んで、「どういうことなの?」といっても、「すみません」と謝るばかり。ですが、決して、私の指示にしたがってはくれませんでした。

また、股関節痛《こかんせつつう》を訴えて来院されたBさん(60代・女性)は、私の指導した運動をリハビリでやろうとしたら、スタッフから、「痛いならやめましょう」と、止められてしまったそうです。

これも、あとで理学療法士に「なんでやらないの?」といっても、「すみません、わかりました」と頭を下げるだけで、実際にはやってくれません。

明らかに、「面従腹背《めんじゅうふくはい》」でした。

友人の医師にいわせれば、「すべて私が悪い」ということでした。

整形外科医は通常、リハビリルームに顔を出さない。私のように整形外科医がちょくちょくリハビリルームをのぞきに来ることが、そもそもおかしいといいます。

「おまえ、変な先生だって陰口をたたかれているぞ」

と、友人は忠告してくれました。

理学療法士としては、医師にリハビリルームに来てほしくない。自分たちの領分を侵《おか》してほしくないのでしょう。

ましてや私の場合、独自に筋トレを指導しようとしました。それまでの決まりきったやり方以外の方法を、指示したわけです。私は、文字どおり、異端中の異端の整形外科医だったということになります。

病院によっては、理学療法の決まったやり方があり、それ以外を行うことが許されていないとも知りました。

私は縦割医療の分厚い壁にぶつかりました。

そうして私は、筋トレで多くのかたの症状がよくなるはずなのに、やってもらえないという悶々とした思いを抱えつつ、働き続けることになったのです。

筋肉ドクターのギックリ腰体験記

2001年8月20日のことでした。

当時の勤務先の近くにあったスポーツジムで、その晩も、筋トレをしていました。脚のトレーニングの「ドンキーカーフレイズ（ふくらはぎの筋肉を鍛える運動）」を、そこのオリジナルマシーンを使って行っているときでした。

フルスタック（最高重量）の240kgでやろうとしたとき、マシーンが重さに耐え切れなかったのか、ガタガタ引っかかりながら妙な動きをしました。

それが気になって後を振り返った瞬間のことです。

突然、ドーンと腰部に激痛が走りました。いわゆる「魔女の一撃」です。あまりの痛みに失神しそうになりながら、しかも医者なのに恥ずかしいなどと思いながら平静を装い、ゆっくりベンチに横たわりました。ショック状態が治まるのを待ったのです。

数分後、立ち上がろうとしましたが、いまだ顔面蒼白になっている感覚があります。立ち上がると失神しそうで、立ち上がれません。さらに10分くらい横になっていると、ようやく動けるくらいになり、這《は》うようにしてなんとか車に乗り込み、家へ帰りました。

その夜は寝返りも打てないほど痛く、まさに地獄でした。あまり眠れず、朝、なんとか起き上がりました。このままでは仕事に行けそうにありませんでしたが、朝風呂に入るといくらか楽になったので、出勤しました。

病院ではコルセットを試したのですが、全く有効性が感じられなかったので、その日のうちに使用を中止。けっきょく、2度と使いませんでした。

薬も、鎮痛剤の試供品を2種類、1度に飲んでみました。

ところが、逆に腹痛に襲われ、しかも、腰の痛みも取れない二重苦に苦しめられることになったのです。

痛み止めは2度と飲むまいと決心し、実際に再び飲むことにありませんでした。

腰の激痛は、たぶん2週間くらいは続いていたでしょうか。

その間も休まず外来診療は続けていました。腰痛で来院された患者さんを診ながら、

「絶対、私のほうが痛い」と思っていました（笑）。

9月1日ごろから、右下肢にしびれが出て、右足の足先が上がらなくなりました。神経の走行から考えると、右の腰椎《ようつい》の第5番の障害と考えられました。

それでもへこたれずに勤務していましたが、周りの人々があまりにも心配するので、腰椎のＭＲＩ《エムアールアイ》（核磁気共鳴画像）を撮影。すると案の定、腰椎の第4／5腰椎間の右側に、椎間板《ついかんばん》ヘルニアがありました。

それも、想定以上にとんでもない大きさのヘルニアでした（82ページ右の写真）。私の画像をチェックしてくれた整形外科部長が、「こりゃあ、手術せえへんと治らんヘルニアやな」と指摘しました。次項で詳述しますが、**これは医師が患者にかける、「呪いの言葉」です。**

私は、手術をしてもよくならないと思っていましたから、少し不安になりながらも、部長の「呪いの言葉」は無視しました。

ともあれ、私は運動が腰痛にもいいことがわかっていましたから、痛みのある間も、できる範囲で筋トレは続けていたのです。

腰痛治療における「呪い」とは？

腰痛というのは、やっかいな病《やまい》です。

腰痛のおよそ85％は、さまざまな検査を受けても、原因を特定しきれないとされています。要するに、原因がはっきりしない腰痛が大半ということです。

その区分は、

①非特異的腰痛＝原因を特定しきれない腰痛：慢性腰痛・ギックリ腰など

②特異的腰痛＝原因が特定できる腰痛：腫瘍や感染、内臓疾患、組織の損傷からくる腰痛。圧迫骨折、腰椎椎間板ヘルニア、腰部《ようぶ》脊柱管狭窄症《せきちゅうかんきょうさくしょう》（背骨の内部の脊柱管が狭くなり、内部の神経が圧迫され、痛みやしびれが起こる病気）など

と、私は考えています。ギックリ腰も、通常は厳密にどの組織が傷ついたか、診察でも画像でも断定できないため、非特異的腰痛に分類されます。

特異的腰痛は、原因がはっきりしているもので、高齢の女性がなりやすい、脊椎の圧迫骨折による腰痛などがその代表といえるでしょう。

では、原因が特定できない非特異的腰痛の場合、いったい、どういうことが引き金になるのでしょうか。

患者さんに聞くと、よく「重い物を持ったから」とか、「姿勢が悪かったから」といった理由を、腰痛の原因として訴えることが非常に多いのですが、それらは腰痛の原因とはならないというのが、近年の腰痛研究に基づいた知見です。

しかも肉体労働は、腰痛とは関係しないとされています。

代わりに、**腰痛を起こす要因とされるようになったものが、心理社会的因子**です。心理社会的因子とは、ストレスや不安、疲れといった心理的な要素です。それらのほうが、腰への負担、姿勢よりも、高い相関が認められ、腰痛の原因である可能性が高いと考えられるようになっています。

次のような研究があります。

学生たちを2グループに分け、重たい荷物を運ばせます。1グループは、ほめられながら荷物を運ぶのですが、もう1グループは罵声《ばせい》を浴びせられながら運びます。すると、罵声を浴びせられた学生のグループだけに、腰痛が起こるのです。

このように、心理社会的因子が腰痛と密接に関係しています。

私の場合なら、「筋トレで非常に重たい負荷《ふか》をかけた」ことが原因ではないということになります。

その当時、私は、新しい病院に勤め始めたばかりで、おそらく、さまざまなストレスを感じていたのでしょう。そして、そのストレスがギックリ腰発症の要因となったと考えられます。

また、腰痛を意識しすぎることも（これも、心理社会的因子の1つ）、腰痛を治りにくくさせる大きな要因であることがはっきりしています。

「今日も腰が痛むんじゃないか」と、気にすれば気にするほど、腰痛が起こりやすくなるのです。

しかも、腰痛を治そうとして、腰痛の原因（しかも、たいてい間違った原因）を意識すればするほど、症状の慢性化を招くとされています。

私のケースなら、筋トレで強いトレーニングをしたことや、部長が「ヘルニアの手術が必要」といったことも、腰痛を悪化・慢性化させる要因なのです。

これが、私が「呪い」と呼んでいるものの正体です。

私のケースでいうと、「巨大なヘルニアが腰椎から飛び出ている」と、画像診断で指摘された事実を何度も思い返したり、「筋トレが悪かったんだ。あんな重たい物を持たなければよかった」と、腰痛の原因についてアレコレ思い悩んだりしてはいけません。そうすると、それが本当の呪いのように働いて、いつまでたっても腰痛が治らないということになるのです。

筋トレで巨大ヘルニアが消失！

では、どうやったら腰痛を治せるのでしょうか。

腰痛は、安静にすると治りにくくなることが判明しています。

ですから「痛くなるからそっとしておこう」と大事にしていると、治りません。というより悪化し、慢性化・再発しやすくなります。状態をよくするためには、体を動かしたほうがいいというデータもあります。

腰痛でも動ける範囲で、運動するようにしたほうがいいのです。

運動中も、腰痛は運動や腰への負担が原因ではないと信じることがいちばん。気にしすぎると、逆に悪くなります。

というと、患者さんのなかには、「腰痛は気のせいということだね？」という人がいますが、それは誤解です。

腰痛で、腰が痛むのは、気のせいではなく、実際に痛いのです（私も激痛に襲われました）。

痛くても、「安静のほうが腰に悪い」と思いつつ、体を動かすことが大事です。「こんな筋トレをやったら腰に悪いだろうな」「ひょっとしたら、痛くなるかもしれないな」などと思いながら運動するのは、よくありません。

痛いのは痛いけど、痛みの耐えられる範囲でなら動いてもだいじょうぶと理解し、自信を持って運動するのが、治癒《ちゆ》へのいちばんの近道となります。

そうしたわけで、私自身、痛みはありながらも、筋トレを続けていました。それも、限界重量でマシンの筋トレを続けました。さすがに、腰を痛めたマシンは、２度と使

筋肉ドクターのヘルニアが3ヵ月で消失！

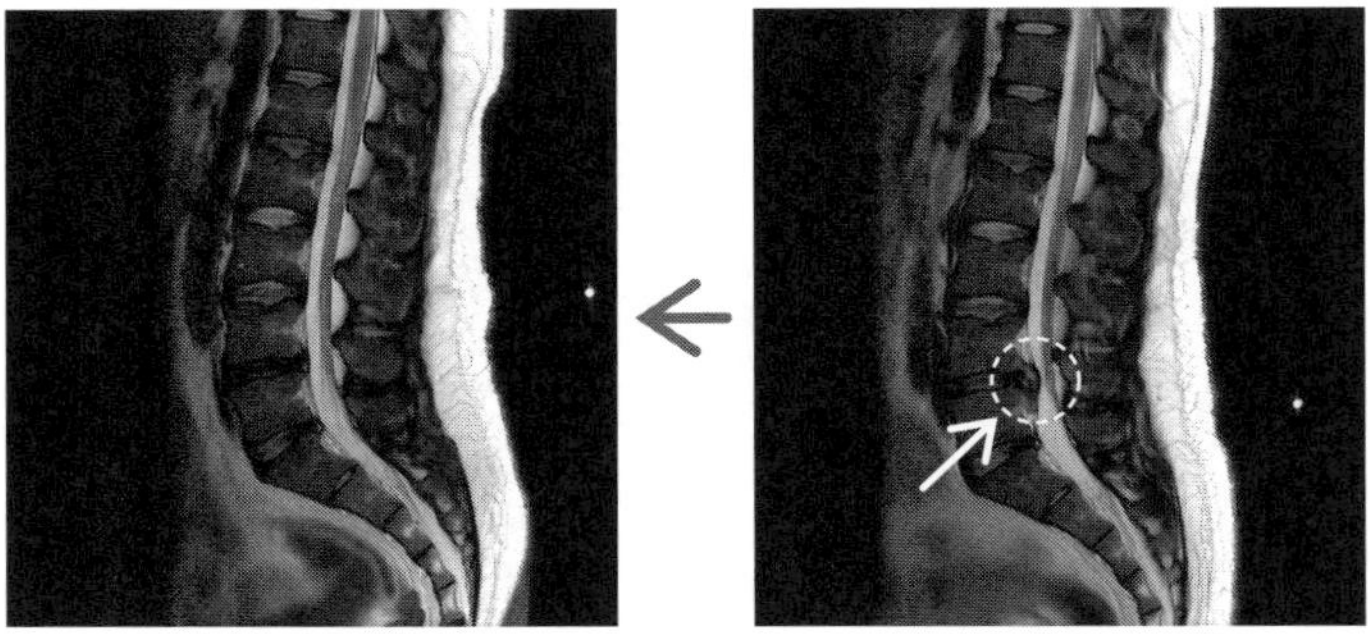

2001年11月26日　　2001年9月11日

大きなヘルニア（右の写真の矢印部分）が消えた

いませんでしたが。

そんなこんなで様子を見ていると、どんどん症状はよくなっていきました。10月8日には右脚の症状はほとんど治りました。

3ヵ月後に、ＭＲＩを再度撮影すると、あのとんでもなく大きいヘルニアが、なくなっていました。消失していたのです（上の写真参照）！

ヘルニアというのは、自然消失することがよくあります。しかし、あれだけの大きさのヘルニアが、たった3ヵ月で自然消失したというのは、当時の世界最短記録だったようです。そこで、英語論文を書いて、医学誌に投稿しました。

痛みを恐れて、じっと安静にしていたら、おそらく痛みが消えることも、ヘルニアが消失することもなかったかもしれません。

整形外科部長に、「手術しないと治らない」といわれたヘルニアが、世界新記録で治ったのですから、継続して行っていた筋トレが貢献した可能性が高いでしょう。

その後2年くらいは、何かのひょうしに痛みがぶり返すことはありましたが、筋トレを続けてきた成果で、現在は、全く痛みは出なくなっています。

たった1回のスクワットで杖なしで歩けた!

自分自身、筋トレを行うことで、確かに腰痛がよくなりました。

ですから、患者さんが筋トレを行えば、さまざまな痛みが改善し、いろいろといいことが起こるはずだ、という確信がありました。

2008年ごろ、私は一時期、父の病院(内科医院)を手伝っていた時期がありました。

Mさん(90代・男性)が杖をつきながらやってきました。たぶん、父の病院に血圧などを測りにきていたのだと思います。Mさんは、杖だけでは体を支え切れず、片側を家族に支えられて来院。それくらい弱っていたのです。

だいぶ足腰が弱っていたので、試しに、リハビリをしてみましょうということになりました。

そのMさんに、私が有効と考える、正しいスクワット（ひざの屈伸運動）をしてもらいました。

すると、**それだけで、杖なしで歩けるようになったのです！**

Mさんは大変喜んでくれて、「生きてる友達みんな、連れてきます！」

すっかりハイテンションになっていました。無理をするといけないので、「そんなにがんばらなくてもいいんですよ」とこちらがなだめたくらい。

その後は、Mさんは家族のつきそいなし、杖なしで、たった1人で歩いて通院してくるようになりました。

こうした経験があったので、「筋力を鍛えたら、多くのかたに効果があるだろうな」ということは予想できました。

しかし、勤務医ではさまざまな制約があり、患者さんに自分の思うとおりの運動をしてもらうことができません。

こうなれば、「自分で試すしかない」と思いが募ります。そして開業し、筋肉ドクターデビューの日を迎えたのです。

２０１４年10月２日のことでした。

筋肉ドクターの診断法とは？

開業してからは、問診の際、患者さんの運動習慣に、より注意を払うようになりました。

一般的な診療では、患者さんが運動器のどこかの不具合を訴えると、まずは主訴（現病歴）を尋ねます。どういうきっかけで、いつごろから、どこがどのようになったか。次に、既往歴。今までどんな持病があったか。どんなケガをしてどんな治療を受けてきたか。現在、飲んでいる薬があれば、それも聞きます。

続いて、患部の状態を観察し、徒手検査（素手で行う検査）などの理学診断なども行って、診断をしていきます。

必要なら、レントゲンなどによる画像検査も参考にします。

診断が確定したら、治療として対症療法の注射や投薬、あるいは、手術などを行います。

一般的な整形外科の診療では、簡単な問診のあと、本格的な診察の前にレントゲンを撮るところが多いのですが、私はまず診察して、画像診断が必要かどうかを考えます。

一般的な手順のなかには、日々の運動習慣に関する詳しい質問や、今後の運動指導は含まれていません。なかには、運動習慣について多少尋ねる医師がいるかもしれませんが、これは決してスタンダードではないと思います。

運動について聞くにしても、「ふだん、テニスをしています」とか、「マラソンをしています」とか、種目を聞いて終わりみたいな感じでしょう。

私の場合、その練習は週に何回くらい、1回何時間くらいで、練習内容は？　といったところまで突っ込んで聞くことにしています。

そもそも多くの整形外科医は、運動指導などは理学療法士に丸投げしていますから、運動について関心が希薄です。

このため、患者さんが、「久しぶりに近くの山に登ったら、ひざが痛くなった」と話すと、その患者さんの語るとおりに、素直に受け入れてしまうのです。

しかし、これでは正しい診断はできません。

同じひざが痛くなったのでも、それまでに運動習慣のある人と、運動習慣の全くない人とでは、全く事情が異なります。

わかりやすい例を挙げれば、若くて、日ごろからかなり激しいトレーニングを積んでいる人が、どこかに痛みが出たのなら、オーバートレーニングが主因である可能性が高くなります。一方、日ごろ運動らしきことをいっさいしていない中高年が、久しぶりに登山をして、痛みが出た場合には、久しぶりの登山が原因ではなく、日ごろの運動不足による筋力低下が原因ということになります。

当然、治療法も違います。オーバートレーニングの人には、トレーニングをセーブするか、休ませる必要があります。運動不足の人は、ひざが多少痛くても、筋トレをお勧めすることになります。

困ったことに、多くの整形外科医は、このように運動習慣から診断をするアプローチを取りません。運動については理学療法士に任せきり。そもそも、そうした視点が欠如しているからです。

筋肉ドクター、充実の日々

実際に開業してみると、運動不足による筋力低下から、さまざまな痛みを抱えている人が、たくさんいることがわかってきました。

筋力が落ちている人に筋トレをさせると、痛みが取れるなど、多くの健康効果があるはずだ。そういう私の開業前の予想は当たっていました。

というより、想定以上だったというべきでしょう。

特に目覚ましい成果が現れたのが、高齢の女性たちでした。

というのも、男性は女性に比べると、もともと筋肉量が多く、筋力もあります。このため、年を取ってからも、ある程度筋肉が残っていますし、筋トレの効果も出やすいといえます。

これに対して、**女性はもともとの筋肉量が少ないため、加齢による筋力低下が深刻なのです。**しかも、女性に顕著に起こりやすい骨粗鬆症《こつそしょうしょう》は、筋力・体力が落ちること

骨粗鬆症有病率の性・年代別分布

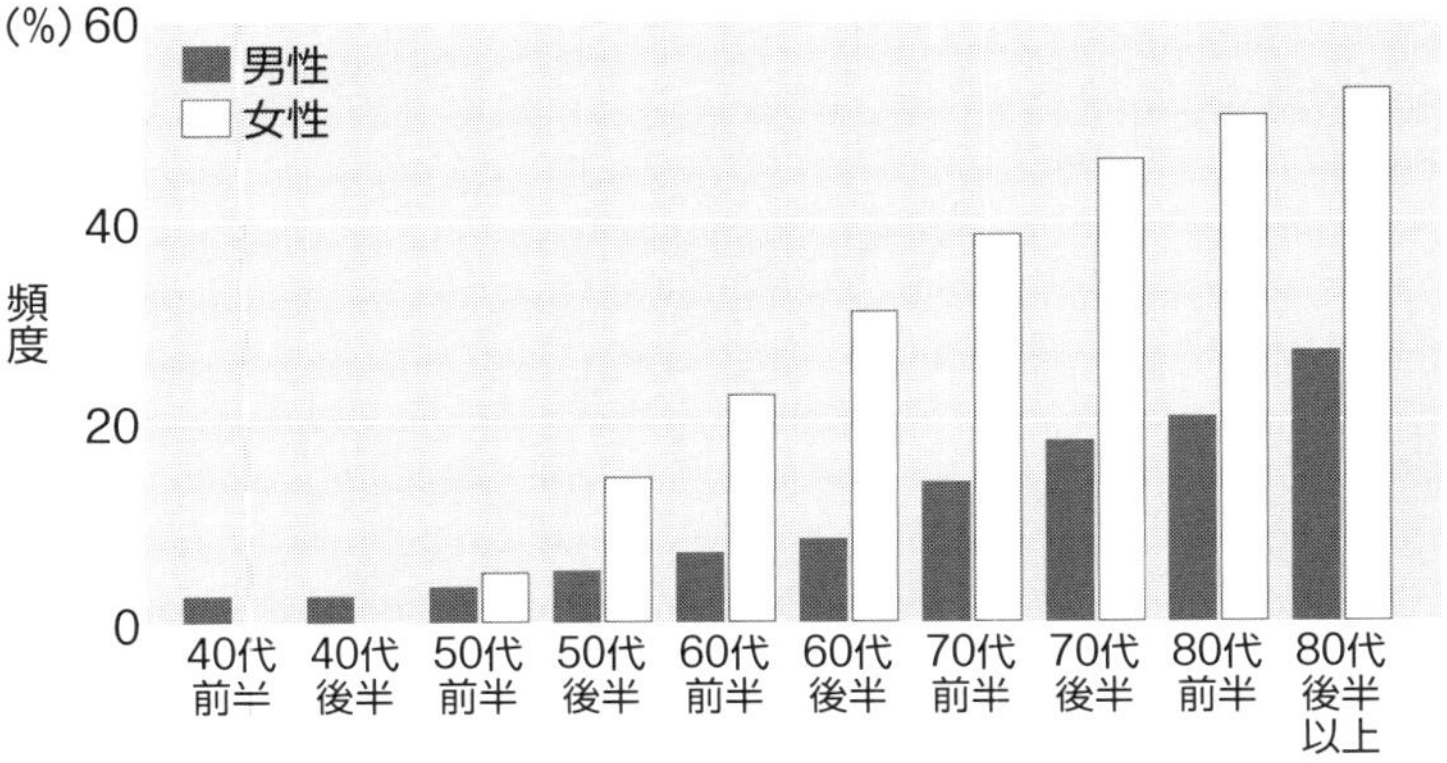

骨粗鬆症の予防と治療ガイドライン　2006年版

で、さらに悪化してしまいます。

その結果、さまざまな痛みを抱えたり、まともに歩けなくなったりする人が多いのです。

筋力アップが効果的に見える高齢女性に、筋トレをやってもらうと、皆さん、ぐんぐんよくなっていきます。

「ひざ痛がよくなった」「股関節痛が改善した」「杖なしで歩けるようになった」「腰痛が軽快した」などはもちろん、なかには、「ダイエットできた」「体形がスッキリ、スリムになった」「糖尿病がよくなった」という人も出てきました。

筋トレは、痛みを取るだけではなく、健康増進に大いに役立つものです。

次の第3章では、私の筋トレの道理（原理）と、それに基づいたセルフケアを紹介しましょう。

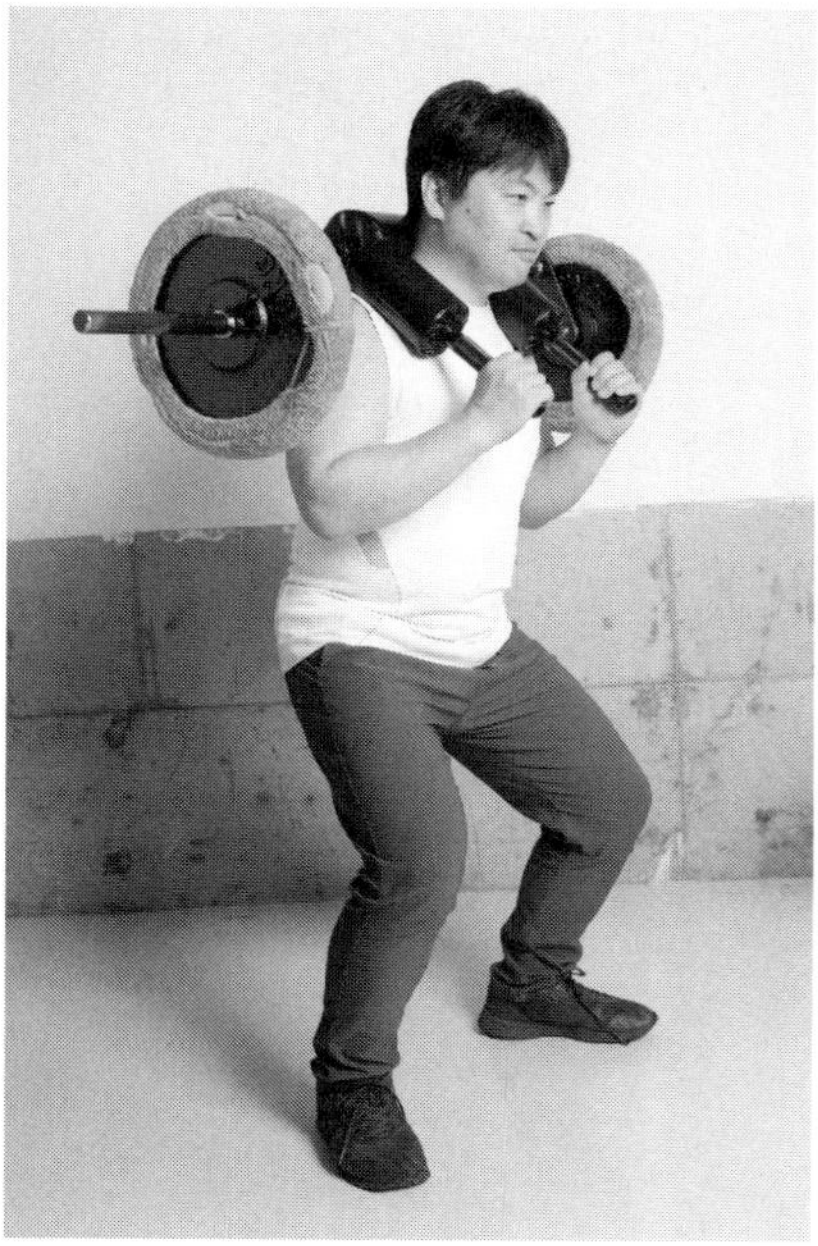

第3章

週1スクワットのやり方

従来の筋トレのイメージに惑わされるな

「筋トレ」というと、皆さんは、きっと、ある一定のイメージをお持ちなのではないでしょうか。

その昔、部活でやった腹筋、背筋、腕立て伏せが、筋トレの「原イメージ」となっている人もいらっしゃるでしょう。

それは、歯を食いしばって１日３００回腹筋をやるとか、腕立て伏せをやるとかでしょうか？

要するに、「体をいじめれば、筋トレできる」といった印象をお持ちのかたが多いかもしれません。

時間をかけて、毎日やらないと効果がないという認識も強いでしょう。

しかし、そうしたイメージは、みんな捨ててください。

私の提案している筋トレ（「キストレ」）では、**筋トレの回数は重要ではありません。時間もかかりませんし、毎日行う必要もありません**。

また、筋肉ムキムキのボディビルダーがやっているトレーニングとも違っています。

少し筋トレをかじったことがあるかたなら、「Ｒｅｐ《レップ》」「ＲＭ《アールエム》」などの単語を耳にしたことがあるでしょう。

参考までに解説しておくと、Ｒｅｐは「Repetition」の略で「反復」「くり返し」という意味。つまり、「10レップス」は「10回」と同じ意味です。

ＲＭは「RepsMax」の略で、反復可能最大回数という意味です。つまり、「10ＲＭ」とは、最大で10回なんとかやれるが、11回めができない限界の値（重量）となります。

「1ＲＭの何％の強度の運動を10レップス3セット」といったフレーズがしばしば頻繁に用いられ、それが、筋トレの黄金律のように語られています。

しかし、筋トレの教本でいくら黄金律とされているものでも、キッチリ筋力強化ができるものでなければ、全く意味がないと私は考えます。

アーノルド・シュワルツェネッガーは、「10レップスのトレーニングでいちばん重要なのはどのレップか」と聞かれ、12回めだと答えたとか。まあ、そういうウンチクは、いっさい忘れましょう（笑）。

私の推奨する筋トレでは、ＲＭも、セット数も、重要ではありません。

では、いったい、何が重要なのか。

続いて、私の筋トレの原理（道理）についてお話しします。

筋トレはどのように行うのが有効なのか

私が提案する筋トレの原理は、極めてシンプルです。

「高強度」な運動「習慣」で、筋肉に「適応」を起こさせること。

これ以外にありません。

有酸素運動と無酸素運動の私なりの定義を再録しましょう。

①有酸素運動（中強度）：その運動をやり続けると息が上がって、運動の継続が不可能になる運動

②無酸素運動（高強度）：その運動をすると、息が上がる前に筋力が限界を迎えて、

継続できなくなる運動

原則として、有酸素運動が心肺機能の強化に、無酸素運動が筋量・筋肉の強化に向いています。

無酸素運動による高強度の運動で、その人の限界に近いパワーを引き出させると、それが体の適応を促し、筋力アップを引き起こします。

ここで、注意しなければならないのは、筋トレを行う際、トレーニングの1回ずつの強度が低いと、回数を数多く行える運動となる点です。そうなると、筋肉がヘタれる前に、息が上がってしまう有酸素運動になってしまいます。

有酸素運動になってしまったら、心肺機能は鍛えられても、筋力・筋量アップの適応を引き起こしにくいということなのです。

筋トレを1時間もかけて行ったり、筋トレの回数やセット数をむやみに誇ったりするなどというのは、私の考えからすればナンセンスなもの。

それらは、みんな、有酸素運動でしょ、ということです。

私のクリニックで、どのように筋トレを行っているか、具体的に説明しましょう。

まず、フリーウエイト（マシンを使わず、ダンベルやバーベルなどの重りを使って行う筋トレ）で、スクワット（ひざの屈伸運動）の正しいフォーム（108ページ参照）作りをします。それから、その人にとって適切な重量をかついで、スクワットをしてもらいます。

このとき、その重量で軽々10回以上スクワットができるようなら（例えば、20回以上できてしまったら）、最初の重量が軽かったということになります。

そこで調整し、だいたい10回くらいしかできない重量で、スクワットを、できなくなるまで行います。

また、このスクワットの間じゅうずっと、筋肉を休憩させないこともポイントです。スクワット時に足を伸ばし切る姿勢を取ると、筋肉で体を支えるかわりに、靭帯《じんたい》など、筋肉以外の力を借りて体を支えてしまいます。すると、それが休憩になるのです。

それを極力避けるため、筋トレ中は足を伸ばし切らないことを心がけ、筋肉にフルパワーを出させ続けてください。

つまり、重要なのは、

筋肉のフルパワーを一定時間（限界まで）継続させること。

こういうと、まるでしごきのようなことをやっているように受け取られる恐れがありますが、全くそうではありません。

高強度なら、スクワットは週1回、30秒でいい

高強度の運動は、その性質から、長く続けられません。先にもふれたとおり、長く続けられるようなら、強度が低いことになるからです。短距離走でも、全力で走ると10秒ももちません。

このスクワットに使う時間は、せいぜい30秒。長くても、1分です。

確かに、運動中はつらく感じます（限界値に挑むので、ある程度つらいのは当然です）が、30秒程度で終わるのです。

しかも、原則として、この筋トレの頻度は、**1週間に1回。**それ以上、間隔を詰めて行っては、きつい運動なだけに、かえって故障の原因になります。

1回30秒、週1回の筋トレは、複数回・長時間行うことがどうしても必要となる有酸素運動のハードトレーニングと比べると、はるかに安全です。

有酸素運動を行うと、オーバーワークになるリスクが高まります。すると、関節痛などを起こすこともありますし、心肺に負荷《ふか》がかかり、心停止などを引き起こす恐れもあります。

ですから、足腰の弱り切った高齢者がいきなりジョギングをするより、高強度の筋トレを始めるほうが、事故の起こる確率はずっと低いといえるのです。

ちなみに、最初に挙げる重量に、一定の決まった値はありません。あくまでも、その人にとっての適切な値です。

しかも、私の提案する筋トレの場合、原則として、自分にできないことは行えません。無理な重量は、そもそも挙げられません。

自分にとって、「ちょっとつらい」から「かなりつらい」あたり（早く立ち上がれる限界）の重量で始めて、30秒がんばるだけですから、ケガをしたり、関節を痛めたりする可能性は低く、すでに関節痛に悩んでいる人の場合も極めて低確率です。

こうして、週1回、30秒の筋トレをキッチリ行うと、高齢者も、関節が痛いといっていた人も、みんな、みるみるパワーアップし、しだいに痛みが取れていきます。

なぜ1週間に1回なのか?

筋トレの頻度については、私自身の筋トレ経験や筋トレを行っている患者さんたちの多くの事例から、週1回くらいがいいと考えています。

筋力アップには、「自分が持っている力のぎりぎりのところの運動ができるかどうか」が肝心です。そのストレスに適応し、体が強くなろうとします。

筋トレが1週間に1回でいいというのは、それでオーバーワークにならない頻度の運動を行っているためです。それくらいの強度の運動をすると、1週間の休憩後に、体が強くなっています。

実際、週1回で続けていくと、多くのかたたちが、筋力、体力ともに着実にアップしていきます。しかし、毎週まじめに行っていて、パワーアップしてきた人が、あるとき、壁にぶつかることがあります。記録が伸びなくなってくるのです。

そんなとき、たまたま都合がつかず、1週間以上間が空いてしまったのち、2週間ぶりに筋トレをすると、今までより重たい重量が挙げられるようになっていることがよくあります。

ひょっとしたら、週に1回よりももう少しだけ間隔を空けたほうが、実は、筋トレとしての効果は高いのではないかという可能性も……。

これは、今後の検討課題です。

筋肉は、

「適度に使うと太くなり（肥大する）、使わないと細くなる（萎縮する）、過度に使えば障害を起こす」

これが、ドイツの発生学の研究者、ヴィルヘルム・ルーが提唱した、ルーの法則といわれるものです。

使いすぎると、逆に、オーバーワークで筋肉量が減少してしまう現象が起こります。毎日やったからといって強くなるものではなく、むしろ、弱くなることもあるのです。その意味でも、睡眠で筋肉を休ませることは重要です。

個人差もありますから、自分なりの適切な目安を見つけるようにするといいでしょう。

ただし、2週間よりも、筋トレの間隔を空けるのは、適当ではありません。

2ヵ月ぶりに筋トレを行う人は、確実に筋力が落ちてしまっています。

筋トレの重要ポイント・まとめ

例えば、次のようにいう人もいます。

「最も効果的な筋トレは、筋肉が慣れないようにいろいろな運動をすることである」

「効果的かどうかは人それぞれなので、その人に合った筋トレをすることである」

こういうたぐいの発言は、筋トレをしたことのない人なら納得するかもしれませんが、私からすると、「筋トレについて何もわからない」といっているにひとしく聞こえます。体育会系で、しごきとして筋トレをしてきたつもりの人には、こういうことをいう人が多いようです。

こうした指導者のいうとおりに筋トレをやって、成果が果たして出るでしょうか。結果が出なかったら、指導者は、「君には、その筋トレが合ってなかった」とか、いかにもいいそうです。

私は、原則として、ワンパターンの筋トレしか行いませんし、患者さんたちにも、ワンパターンの運動を勧めます。いろいろやる必要はありません。

要するに、筋肉に適応を引き起こすシンプルな運動をすればいいだけのことであって、手を変え、品を変える必要はないのです。

筋トレのポイントは、マシンを使った場合も、あとで紹介するセルフトレーニングの場合も、全く同じになります。

ここで、筋トレのポイントをまとめておきましょう。

■パワーを出すときは全力を出す。できるだけ速く動かす。
■戻すときは力を抜かずに、ゆっくり戻す。
■力が抜けない範囲で、大きく動かす。力を入れ続ける。

筋トレのポイント

- パワーを出すときは全力を出す。できるだけ速く動かす。
- 戻すときは力を抜かずに、ゆっくり戻す。
- 力が抜けない範囲で、大きく動かす。力を入れ続ける。
- 運動を始めたら、止まらない。動き続ける。
- 反動を使わない。挙げる重さや回数にこだわらない。
- できなくなるまで正確な運動をくり返す。
- 回数はおおよそ6～12回くらいが目安。この回数で、反復できるぎりぎりの重量を選択する。
- 最大のパワーで週1回1セット。同じ部位に多くのセットや種目を行わない。多セット・多種目は筋力アップに貢献せず、ケガしやすい。

■運動を始めたら、止まらない。動き続ける。

■反動を使わない。挙げる重さや回数にこだわらない。

■できなくなるまで正確な運動をくり返す。

■回数はおおよそ6～12回くらいが目安。この回数で、反復できるぎりぎりの重量を選択する。

■最大のパワーで週1回1セット。同じ部位に多くのセットや種目を行わない。多セット・多種目は筋力アップに貢献せず、ケガしやすい。

スクワットでいえば、いったん腰を落

として曲げた足を伸ばすときに、最も大きいパワーが出ます。このとき、フルパワーで速く伸ばすことがコツ。再び腰を落としていくときは、ゆっくりです。

できるだけ大きく動かしますが、スクワットでは、ひざが伸び切らないように注意しましょう（伸び切ると筋肉が休憩してしまう）。

運動を始めたら、目標回数まで力を入れっぱなし、休憩なしで行います。

これらのポイントは、自宅で行う場合にも当てはまりますから、セルフトレーニングの場合でも、同じように心がけるといいでしょう。

なお、目標の回数は、フリーウエイトで行うか、マシントレーニングで行うか、自宅でのセルフトレーニングで行うかによっても違ってきます。

基本は、自分のできる限界に近い回数（それも、むやみに回数が多くならない。多すぎれば負荷が軽すぎるということ）で行うのが理想です。

部分ではなく、全身を鍛える

私のクリニックで行う筋トレでは、こまごまとしたパーツのトレーニングは行っていません。

加齢変化によって起こる筋力低下は、脚に最も著《いちじる》しく現れるとされています。よくいわれるように、「脚から弱ってくる」ということなのですが、実際に高齢者を見ていると、脚がものすごく弱い人は、腕の筋力も弱い傾向があります。

だからこそ、全体を鍛えることを優先したほうが、皆さんのためにもなると考えています。

部分より全体を優先する方法は、お年寄りだけでなく、中高年や若者にも勧められるといってよいでしょう。

全体を鍛える筋トレとして、私がクリニックで皆さんにお勧めしているものに、**「スクワット」「ローイング」「ベンチプレス」**があります。

これらの筋トレは、体の中でも大きな筋肉が使われています。と同時に、多くの補助筋肉群が使われています。これにより、全身的にハイパワーのエクササイズができます。

つまり、**この3つを行うと、文字どおり、全身の筋肉を鍛えることにつながる**のです。

それぞれで使われる筋肉群は、次のようなものです。

●スクワット＝下半身の代表的なトレーニング、筋トレの中でも最も重要な種目。

（メイン）大腿《だいたい》四《し》頭筋《とうきん》、大殿筋《だいでんきん》

（サブ）内転筋群《ないてんきんぐん》、ハムストリングス（脚の裏側の筋肉の総称）、脊柱起立筋《せきちゅうきりつきん》

●ローイング＝背中の重要なトレーニング

（メイン）広背筋《こうはいきん》、僧帽筋《そうぼうきん》

（サブ）肘屈曲筋群《ひじくつきよくきんぐん》、脊柱起立筋

●ベンチプレス（腕立て伏せ）＝上半身の代表的トレーニング

（メイン）大胸筋《だいきようきん》

（サブ）上腕三頭筋《じようわんさんとうきん》、三角筋（前部）

例えば、ひざ痛の改善のためには、お尻の筋肉である大殿筋と、広い範囲で足の動

3つの筋トレで鍛えられる筋肉

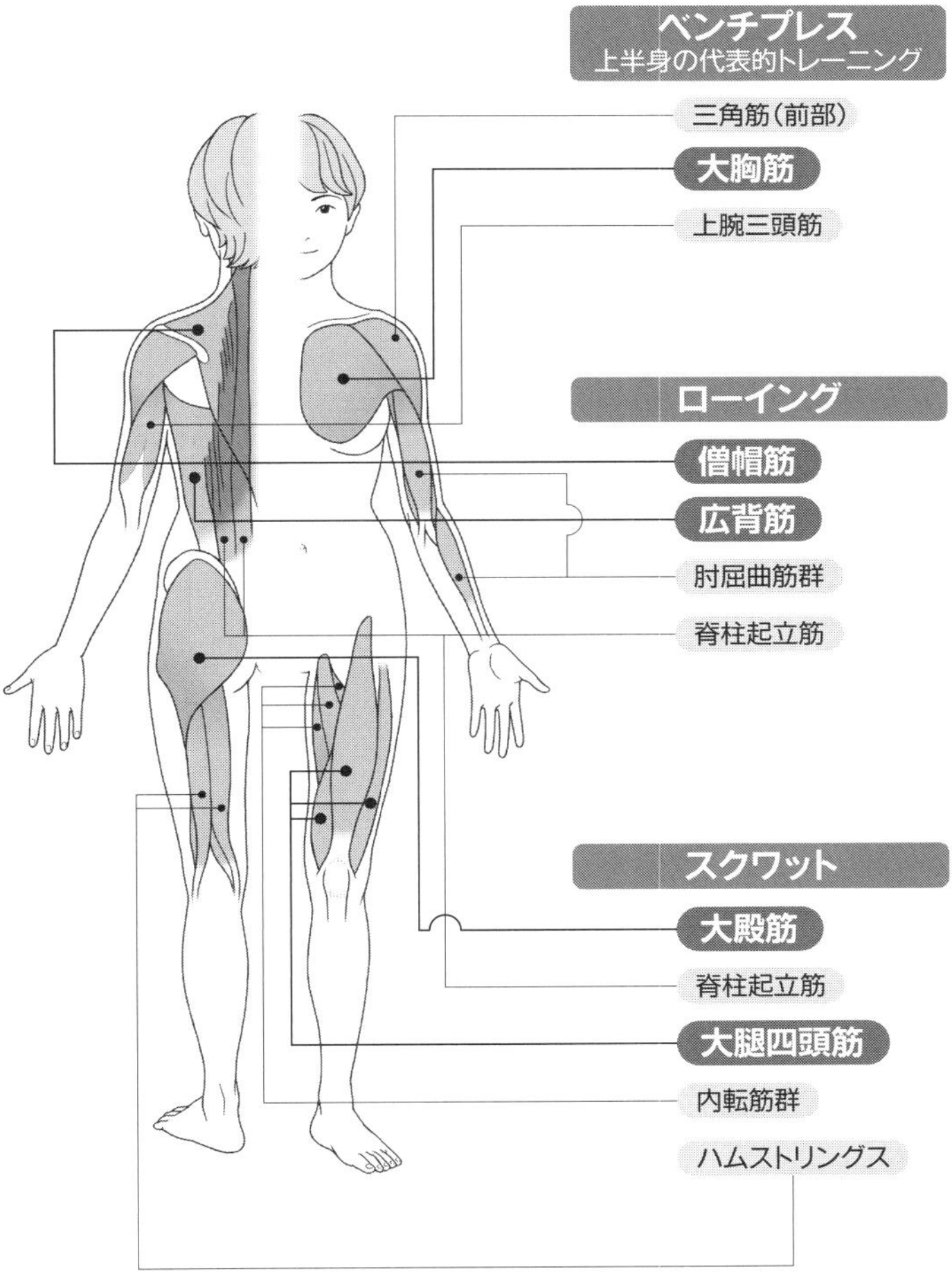

きをサポートする内転筋群、ひざ関節を支え、着地の衝撃から守る大腿四頭筋が特に重要です。

大殿筋、大腿四頭筋、内転筋群などを一挙に鍛えられるのが、スクワット。こうした点から、ひざ痛改善のためにも、スクワットは欠かせない筋トレということになります。

ここでは、この3つの重要な筋トレを自宅で行えるよう、セルフトレーニングのやり方を紹介します。

ベンチプレスは、腕立て伏せで代用します。

セルフトレーニング① スクワットのやり方

①立ち位置

つま先をやや外へ向けて、肩幅くらいの足の幅で立ちます。

床にかかとを着けたまま、楽にしゃがめるくらいの位置に、足を配置しましょう。

②初めの姿勢

ひざを少し曲げて、大腿四頭筋が緊張した状態でスタートします。
ひざをまっすぐ伸ばして立つと、大腿四頭筋の力が抜け、休んでしまいます。ですから、**終始、ひざはまっすぐ伸ばさず、曲げたまま**を心がけます。

③しゃがむ動作

ストンと落ちるようにしゃがまないようにします。ストンと落とすと、大腿四頭筋を休ませてしまうからです。

意識してゆっくりしゃがみましょう。

しゃがむ際には、足と同じ方向にひざを向けるようにします。

④しゃがんだ姿勢

大腿四頭筋の力が完全に抜けた姿勢までしゃがまずに、その手前で止めるようにしましょう。また、逆に、浅く腰を落とし、ほとんどしゃがまないかたもいますが、これも効果的でない運動です。

ひざが痛くてしゃがめないかたは、できるところまででいいので、ひざを深く曲げるようにしましょう。

ひざが悪くて、大腿四頭筋もかなり弱っているかたは、手すりといすを併用して、

スクワットのやり方

1 立ち位置

つま先をやや外へ向け、肩幅くらいの足の幅で立つ

※床にかかとを着けたまま、楽にしゃがめるくらいの位置に足を配置する

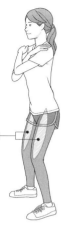

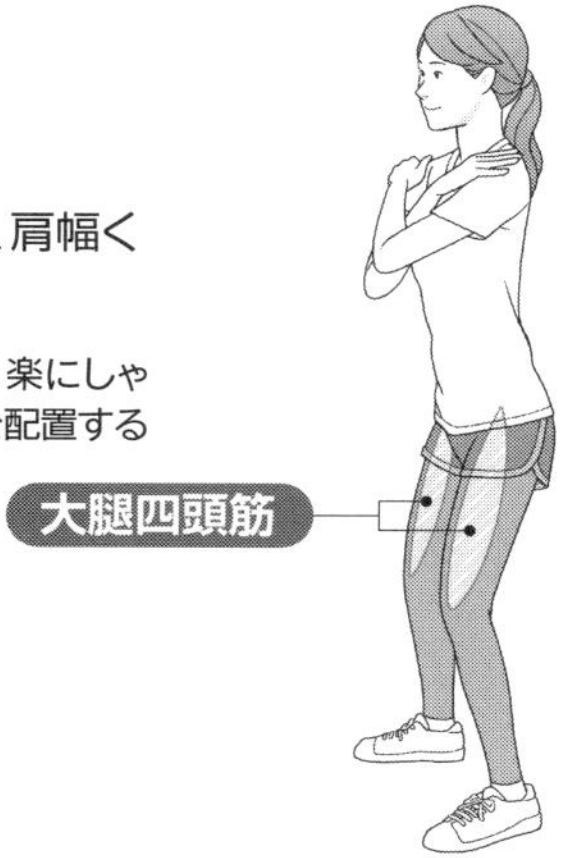

2 初めの姿勢

ひざを少し曲げて、大腿四頭筋が緊張した状態でスタート

3 しゃがむ動作

足と同じ方向にひざを向け、ゆっくりしゃがむ

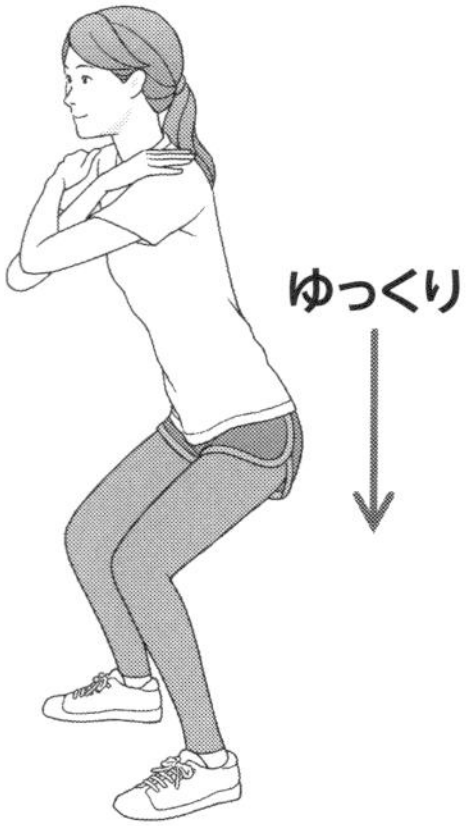

4 しゃがんだ姿勢

大腿四頭筋の力が完全に抜けた姿勢までしゃがまずに、その手前で止めるようにする

※自分で立ち上がれないかたは、手すりなどにつかまって行う

※それも転倒しそうなかたは、手すりといすを併用する

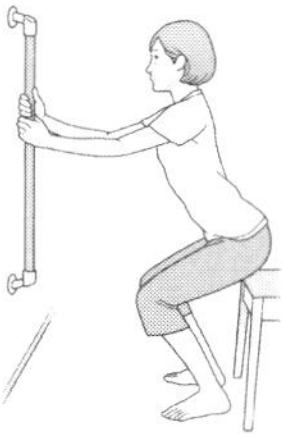

※ひざは、できるところまで、深く曲げる

※足首が硬く、しゃがんだときにかかとの浮くかたは、かかとで厚めの本などを踏み、かかとが浮かないようにする

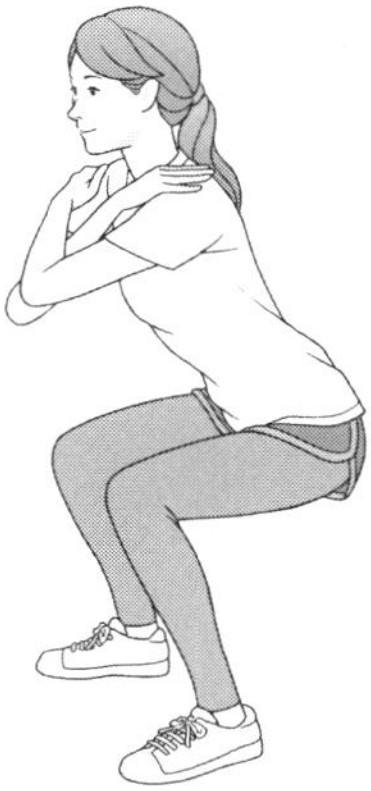

5 立ち上がり動作

できるだけ早く、一気に立ち上がるが、ひざを伸ばし切る手前で止める。2 に戻る

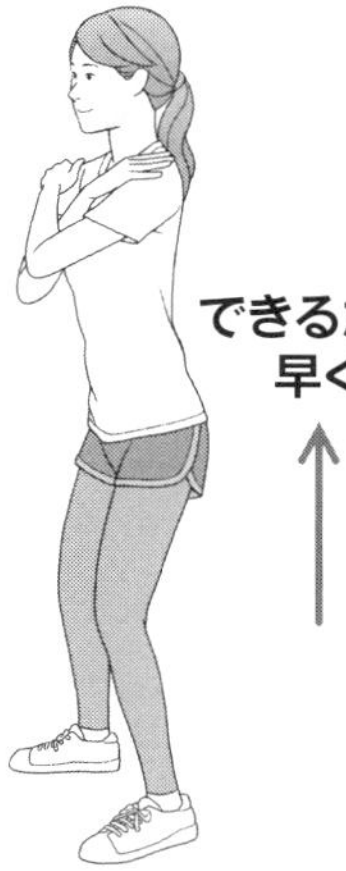

万が一、力が抜けて腰を落としてしまっても、いすがお尻を受け止めてくれる状態でやりましょう。
足首が硬く、しゃがんだときにかかとの浮くかたは、かかとで厚めの本などを踏み、かかとが浮かないように工夫してください。

⑤立ち上がり動作

一気に立ち上がってください。

ただし、ひざを伸ばし切ったところまで伸ばさず、その手前で止めて、②の初めの姿勢に戻ります。

※②～⑤を、できなくなるまでくり返します。**筋力を早く増強するには、力を出し切ることが重要**です。

手すりを使用されているかたは、手すりをできるだけ強く握らず、しっかり足に負荷をかけるようにしてください。

目標はとりあえず10回。10回できるようになったら、左ページを参考に、ペットボトル入りのリュックやトートバッグを使ったり、ダンベルなどを持ったりして、負荷

家庭での負荷の上げ方

リュックやトートバッグに、水入りのペットボトルを入れる。2リットルのペットボトル1本で2キロになるので、負荷を上げたければ、本数をふやす

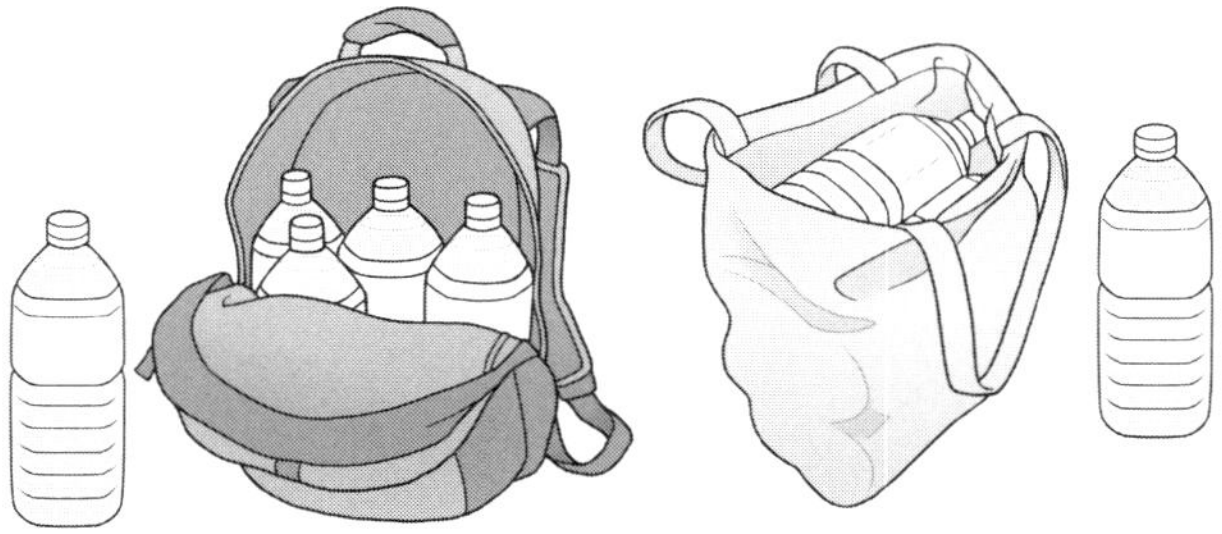

手に持ったり、背中に背負ったりして使う。ローイングの場合は、片側ずつ行ってもよい

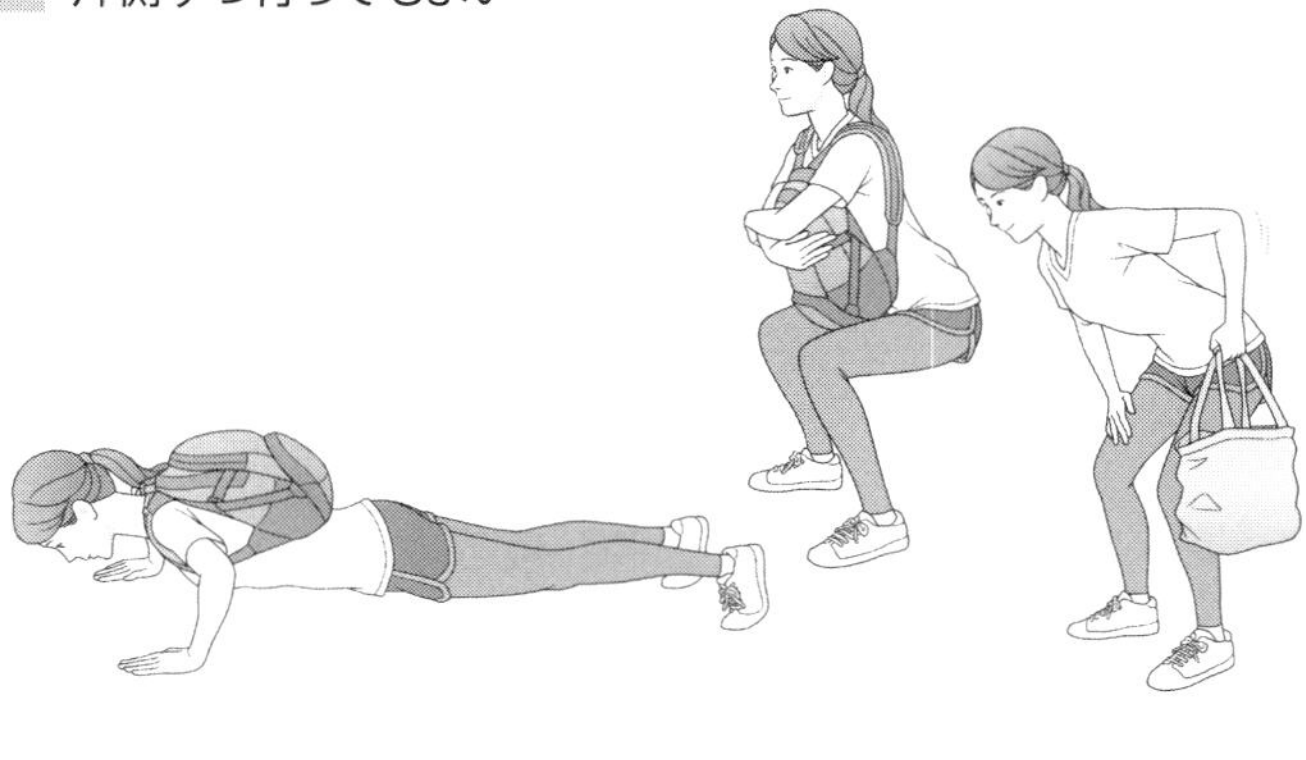

を上げてスクワットを行いましょう。

なお、ペットボトルをリュックなどに入れるのは、重くても10kgくらいまででしょう。それ以上の負荷が必要なまで鍛えられたかたは、ダンベルなどを購入したり、ジムなどに行ったりするといいでしょう。

ただし、ジムに行った場合、ジムのトレーナーなどに、高強度のスクワットを行うのを止められる可能性があります。その場合は、この本を見せて、トレーナーに意図を理解してもらってください。

セルフトレーニング②　ローイングのやり方

①立ち位置
つま先をやや外へ向けて、肩幅くらいの足の幅で立ちます。
②初めの姿勢
両手に、500㎖のペットボトルやダンベルなどを持って、腰を少し落として、ひざを少し曲げ、大腿四頭筋が緊張した、中腰の状態でスタートします。

重りを持った腕は、終始、下に伸ばし切らないようにします。伸ばし切ると、背中の筋肉の休憩になってしまうからです。

③引き上げる動作

重りを引き上げます。引き上げるときは、グイッと速く引き上げます。

引き上げた際、限界まで引き切るように心がけます。

胸を反り、背中を反らしたままひじを引き切ることがポイントです。

④下ろす動作

引き上げた重りを、**ゆっくりと下ろします。**

※腕が伸び切るまで下ろさずに、②〜④をできなくなるまでくり返します。

目標はとりあえず10回。10回できるようになったら、重りを重くして、負荷を上げて行いましょう。

負荷の上げ方は、113ページを参照してください。

ローイングのやり方

1 立ち位置

つま先をやや外へ向け、肩幅
くらいの足の幅で立つ

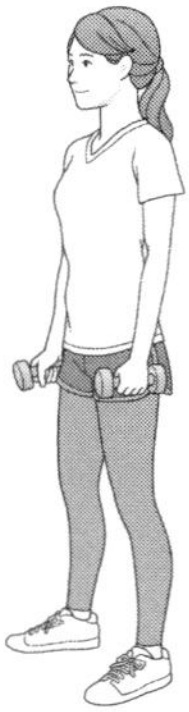

2 初めの姿勢

両手に、500mℓのペットボトルやダンベルなどを持つ。腰を少し落とし、ひざを少し曲げ、中腰の状態でスタート

※腕は、終始、伸ばし切らないようにする
※体が立ってしまいがちなので注意

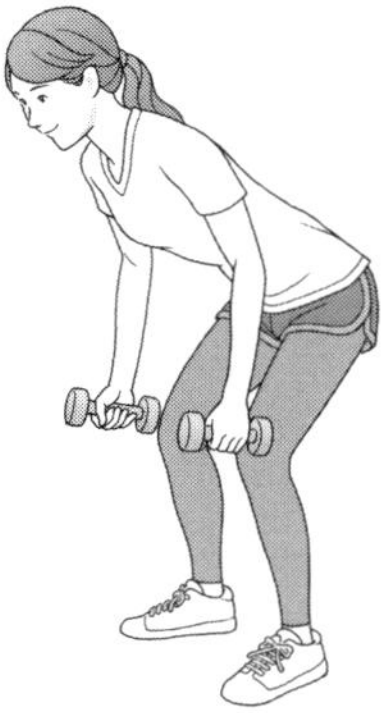

3 引き上げる動作

重りをグイッと速く引き上る

※胸を反り、背中を反らしたまま、
ひじを限界まで引き上げる

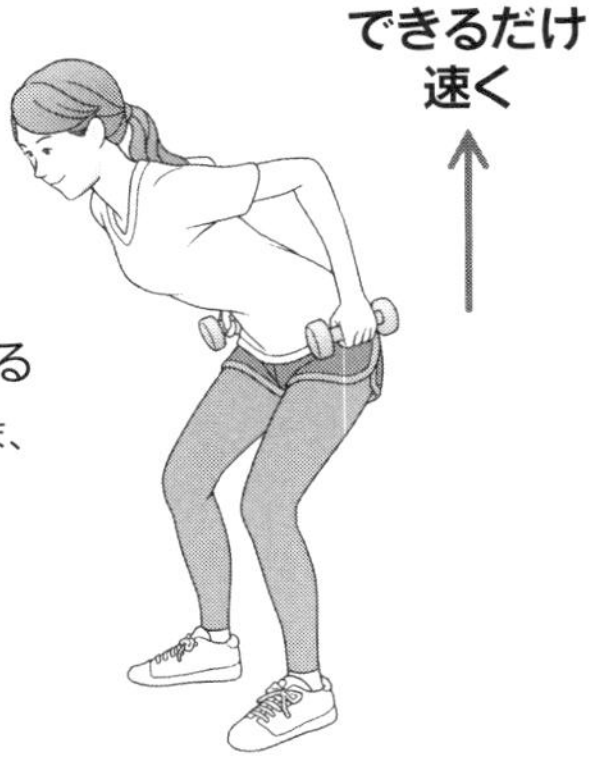

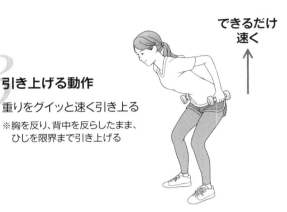

4 下ろす動作

重りを、ゆっくりと下ろす

※腕が伸び切るまで下ろさない

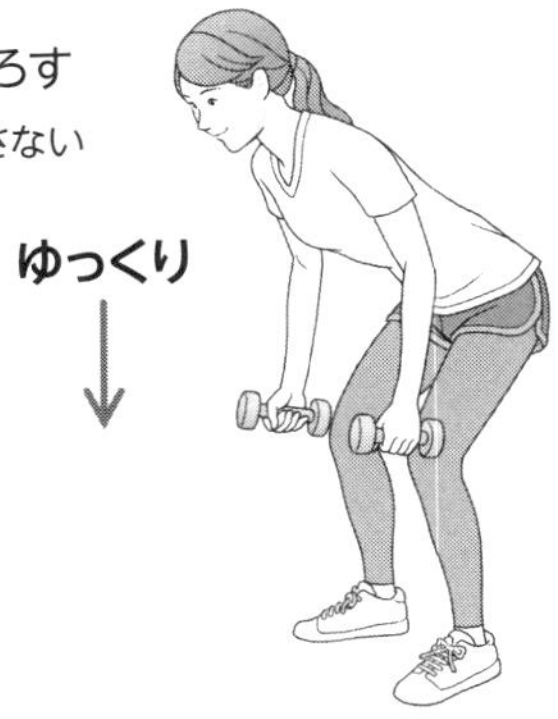

※2～4をできなくなるまでくり返す。最初の目標は10回。10回できるようになったら、重りを重くして行う（113ページ参照）

セルフトレーニング③　腕立て伏せのやり方

①初めの姿勢

足をまっすぐ伸ばします。肩幅に開き、つま先だけで体を支えます。

両手は**肩幅よりも、やや広くつきます。**床に両手をついたら、**ひじを伸ばし切らないように、終始、キープします**（ひじを伸ばし、腕がまっすぐ立つと、休憩になってしまうため）。

両手のつく位置を内にずらすと腕の筋肉を使うようになり、外にずらすと胸の筋肉を使うようになります。

足から首まで一直線になるように、体をキープしましょう。

女性や高齢のかた、体力が落ちているかたは、両ひざをついた状態で行ってください。

②体を下ろす動作

ゆっくりとひじを曲げて、体を落としていきます。

③体を引き上げる動作

腕立て伏せのやり方

1 初めの姿勢

足をまっすぐ伸ばす。肩幅に開き、つま先だけで体を支える。両手は肩幅よりも、やや広くつく。ひじを伸ばし切らないように、終始、キープする。

※両手のつく位置を内にずらすと腕の筋肉、外にずらすと胸の筋肉を使う
※足から首まで一直線になるように、体をキープする
※できないかたは、両ひざをついた状態で行う

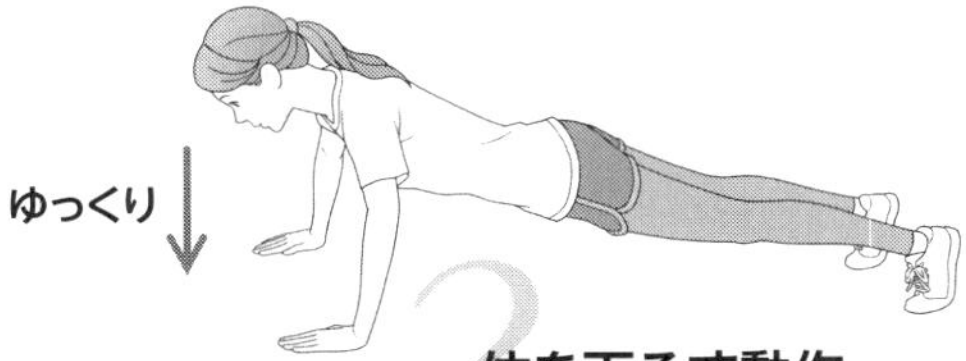

2 体を下ろす動作

ゆっくりとひじを曲げて、体を落とす

3 体を引き上げる動作

限界まで体を落としたら、そこから一気に体を引き上げる。ひじが伸び切る前に止める

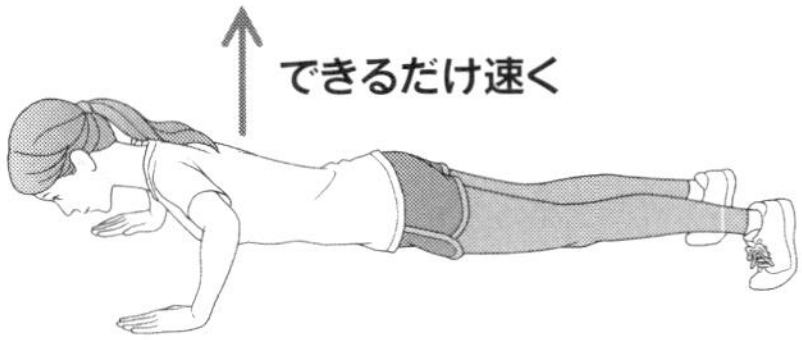

※2〜3をできなくなるまでくり返す。最初の目標は10回。

限界まで体を落としたら、**そこから一気に体を引き上げます**。指ではなく、手首で地面を押すイメージでやるといいでしょう。引き上げたとき、**ひじが伸び切らないところで止めます。**

※①～③をできなくなるまでくり返します。

まずは、10回を目指しましょう。10回できるようになったら、背中にリュックなどを背負って、負荷を上げましょう（113ページ参照）。

セルフトレーニングの注意点

自宅でのセルフトレーニングの場合、残念ながら、クリニックと同じ条件では筋トレを行うことはできません。

バーベルやマシンを使うことができないため、筋肉に十分な負荷がかけられないのです。バーベルなどで適切な負荷をかけられれば、1度のスクワットで、最大パワーを引き出すことが可能です。

自宅では、そこまでの負荷をかけるのは難しいのですが、113ページで紹介したように、水入りのペットボトルをリュックやトートバッグなどに入れて行ってください。本数をふやすことで、負荷を上げることができます。

水入りのペットボトルでは、強度が足りない場合は、ダンベルなどを購入したり、ジムなどに通ったりしてもいいでしょう（ジムの注意点は114ページ参照）。

また、筋トレを行った翌日に、筋肉痛になるかたも多いでしょう。それは、あなたの足腰がそれだけ弱っていたという証拠であると同時に、トレーニングが効果を上げているしるしでもあります。

ちなみに、筋トレを行わない日も、ただ安静に過ごすのではなく、できるだけ活動的に過ごしましょう。

せっかく筋トレを行っても、ほかの日に安静にしていたのでは、無駄になってしまいかねません。

ロコトレのスクワットとの違いはここだ！

高齢で、かなり体が弱っているかたの場合、手すりに手をかけても、スクワットを10回行うのがつらいケースもあるでしょう。そうした場合は、「これならできそう」という範囲内の回数を目標にがんばってみましょう。

くり返しになりますが、重要なのは、回数をこなすことではありません。

ロコトレでも、スクワットを勧めています。

ここで、ロコトレについて、簡単に説明しておきましょう。

運動器の障害により、基本的な運動能力の低下している状態が「ロコモティブシンドローム」です。要支援・要介護になる、大きな原因の1つとされています。

このロコモ（ロコモティブシンドロームの略称）予防のために提唱されているのが、ロコトレです。

ロコトレのスクワットと、私が患者さんに勧めているスクワットは、していることは、ほぼ同じに見えるかもしれません。

しかし、ロコトレのスクワットでは、あまり大きな効果は望めないと私は考えています。

ロコトレのスクワットを行おうとする人は、おそらく、決められた回数を行うことや、型どおりに行うこと（ひざを前に出さないとか）に注意がいくと考えられます。それでは、筋力アップにつながる大事な点が抜け落ちてしまいます。

私の筋トレの基本的な考え方は、発揮できる最大限のパワーの運動習慣に、「適応」を促すことです。

筋トレのポイントは、「パワーを出すときは全力を出す。できるだけ速く動かす」「運動を始めたら、止まらない。動き続ける」です。

ロコトレのスクワットでは、1回ごとにひざを伸ばし、休憩することになりますし、速く動かすべきところで(折りたたんだひざを伸ばすときに)、速く動かさないといったことが起こると考えられます。

すると、**その運動はパワーが小さくなり、どんどん低強度の日常生活動作に近づいていきます**。結果として、筋力アップの効果が期待できなくなるのです。

10回行うのが無理なら、自分にできそうな、「少しつらい」程度の回数を、まずは目指しましょう。

ポイントを押さえたスクワットを行っていると、筋力アップがキッチリ図られて、それがだんだんつらくなくなり、つらかった回数がこなせるようになります。

そうしたら、113ページを参考に、負荷を上げて行いましょう。

手すりに頼っているかたは、手すりに頼らずスクワットができるようになります。手すりに頼らずできるようになったら、強度を高めましょう。

考え方は全く同じです。

気がついたときには、痛みの起こりにくい体になっていることでしょう。

第4章

歩ける！　走れる！
杖がいらない！　痛みが取れた！
～週1スクワットはこんなに効く！

週1スクワットの適応疾患は幅広い

週1スクワット（週に1回行うひざの屈伸運動）をはじめとする筋トレを行うと、筋力・体力がアップするだけではなく、関節痛などの多くの疾患《しっかん》によい影響がもたらされます。今まで、さまざまな治療を行ってもよくならなかった症状が目に見えてよくなったり、取れなかった痛みが軽快したり、杖なしでは歩けなかった人が杖に頼らず歩けるようになったりします。

筋トレが改善をもたらす可能性がある主な症状としては、次のようなものが挙げられます。ダイエットは症状ではありませんが、効果があるので、最後に言及します。

ひざ痛
股関節痛《こかんせつつう》
脊柱管狭窄症《せきちゅうかんきょうさくしょう》（間欠性跛行《かんけつせいはこう》）
腰痛
腱鞘炎《けんしょうえん》

だるさ・疲労感

骨粗鬆症《こつそしょうしょう》

サルコペニア（ロコモティブシンドローム）

廃用性症候群《はいようせいしょうこうぐん》（拘縮《こうしゅく》）

糖尿病

ぜんそく

ダイエット

それぞれの症状・疾患について、【どんな病気か】【筋肉ドクターはこう考える】【改善できる症状】【体験例】を解説しましょう。

ひざ痛

【どんな病気か】

ひざの関節には体重という負荷《ふか》がかかりますが、健康なひざであれば、つるつるしている軟骨が摩擦をへらしてくれます。加えて、靭帯《じんたい》や筋肉に支えられることで、骨と骨のぶつかる衝撃が和らげられています。ところが、加齢やストレスによって軟骨がすりへってくると、痛みが起こってきます。

一般に、軟骨へのストレスには、肥満、過去のケガ、運動や仕事のやりすぎによるひざへの負担、筋力低下などがあります。脚の筋肉が弱くなってくると、ひざ関節が不安定になり、痛みをもたらす大きな原因になります。

「立ち上がるときに痛い」「階段の下りや歩き出しのときに痛い」というひざ痛のほとんどは「変形性膝関節症《へんけいせいしつかんせつしょう》」です。多くの場合、ひざの内側の軟骨がすりへって、骨どうしが接触しやすくなることにより、炎症が起こってきます。中高年のひざ痛の9割以上が、この変形性膝関節症とされています。

【筋肉ドクターはこう考える】

たいていの整形外科では、痛みにフォーカスした治療が行われます。つまり、痛み止めの薬や注射、リハビリなどで痛みを取ることに、治療の重点が置かれているのです。しかし、それらの治療のほとんどが、一時的な効果しかありません。

一方、筋トレ（特にスクワット）は、ひざにかかわる筋肉群を鍛えます。これによって、ひざがしっかり支えられるようになります。そして、ひざにかかっていた負担がへるにつれて、痛みが軽減してきます。

患者さんに筋トレを実践してもらうようになってから、強く実感するようになりましたが、**「痛みが残っていても、動ける」ということに満足を得られるかたが、かなりいらっしゃいます。**また、「ひざ痛なのに、筋トレしてだいじょうぶ？」と思うかたがかなりいらっしゃいますが、やった直後に「楽になった」という例が多く、私自身、驚いています。

横断歩道を渡り切る前に信号が点滅したときに小走りできたり、手すりに頼らずに階段を上れるようになったり……。日常生活における、そうしたなにげないことが、患者さんに喜びをもたらします。ある程度痛くても、活発に動けるようになると、生活において、全般的に活動性が上がります。**すると、好循環が起こり、しだいに痛みもへっていく**のです。それは、対症療法で優先的に痛みを解消しようとする従来の治療方針より、ずっと健全で有効な治療法ではないでしょうか。

【改善できる症状】

筋トレによって、足がしっかりしてくるので、動き出しがよくなり、ふらついていた人は**ふらつきもへります**。活動性がアップするので、日常生活で、**以前よりよく動けるようになります。「階段の上り下りが楽」**になり、**「杖なしで歩ける」**ようになる人も珍しくありません。**「走れるようになる」**人もいるでしょう。

「ひざ痛が解消する」ケースもあります。ひざに水がたまっていた人の場合は、**「たまっていた水がなくなる」「水がたまりにくくなる」**ケースも見られます。

【体験例】

Hさん（73歳・女性）の主訴は、左ひざの関節痛でした。ひざの軟骨に変形があり、ヒアルロン酸注射や、痛み止めの服用を行ったものの、効果はありませんでした。ある整形外科で勧められて、インソール（靴の中敷き）を作ったり、スポーツジムで水中ウオーキングをしたりしたそうですが、最近痛みがひどくなってきたと受診されました。跛行《はこう》（足を引きずって歩くこと）もありました。

そこで、スクワットをしてもらったところ、筋力が弱く、1度もしゃがむことができませんでした。しかしその後、約1ヵ月、ほぼ週1回ペースでスクワットを継続すると、痛みもなく歩ける状態になりました。しかも、歩き方がまるで違い、しっかりした足取りになってきたのです。現在は通院の必要もなくなっています。

股関節痛

【どんな病気か】

股関節は、人体で最も大きな関節で、体重を支える重要な役目をしています。その股関節のトラブルの代表が、「股関節痛」です。股関節痛の多くは「変形性股関節症《へんけいせいこかんせつしょう》」という病気によって起こります。

変形性股関節症は、股関節の軟骨がすりへって関節炎が起こったり、股関節自体の形が変形したりする疾患です。足のつけ根の動きが悪くなり、靴下がはけなくなったり、足の爪が切れなくなったりするといったことから始まります。さらに進行すれば、痛みのために歩けなくなることもあり、日常生活に大きな支障をもたらします。

【筋肉ドクターはこう考える】

変形性股関節症は、進行すると股関節の動く範囲が狭くなり、慢性的な痛みが続くようになり、歩くのがつらくなっていきます。痛みが強まるのと並行して、脚の筋力が落ちてきます。しかも、痛みがあると、皆さん、どうしても歩かなくなったり、動かなくなったりします。そのため、脚の筋力低下は避けられません。そうなると、痛みの出ている側の脚だけが細くなり、さらに痛みが増すという悪循環に陥ります。

この病気の場合、医師はたいてい漠然と運動を勧めますが、困ったことに、運動についての知識に乏しい医師には、適切なアドバイスができません。これは、理学療法士も同様です。

私の場合は、患者さんに痛みがあっても、できる範囲で筋トレをしてもらいます。これによって、悪循環にくさびを打つことができます。筋力がアップしてくると、痛みをへらす効果や、症状をそれ以上悪化させない効果が期待できます。

もし仮に人工関節になってしまった場合も、筋トレは非常に重要です。手術がうまくいった場合でも、筋力低下がひどいと、痛みが出たり、スムーズに歩けなかったりするからです。

【改善できる症状】

筋力アップにより、全般的に**「痛みがへる」**可能性があります。歩き方も変わります。**「左右のふらつき、ブレが少なくなり」「目に見えてしっかりした歩き方ができる」**ようになります。**「階段の上り下りが楽に」**なります。

筋トレを続けることで、**「痛いほうだけが細くなっていた、脚の太さも回復してくる」**でしょう。

いい状態をキープできれば、**「手術を先延ばし」**することができます。

人工股関節のかたも、**「痛みがなくなる」「スムーズに歩ける」**などの可能性があります。

【体験例】

Aさん（65歳・女性）は、右の股関節痛のため、２０１３年に人工股関節の手術を受けています。しかしその後、歩くと右脚全体に痛みが出るようになり、杖が手放せなくなりました。まるで、脊柱管狭窄症による間欠性跛行（詳しくは１３５ページ参照）のように、10分も歩くと脚が硬直してきて、歩けなくなってしまうそうです。

それに加え、両脚に変形性膝関節症がありました。

Aさんは、２０１７年10月に来院されました。初診の際、レントゲンを見ると、すでに手術を受けている右の股関節には、特に問題はありませんでした。このように、画像と痛みに相関関係がないことは、よくあることです。

一方、両ひざには、変形がありました。

私は、Aさんにスクワットをしてもらいました。

最初、スクワットは何も持たずにやってもらいました。それでも、やっと20回できるくらいまで、筋力が低下していました。しかし、現在は80kg以上のバーベルをかついで14回が可能になっています。

Aさんは、以前なら考えられないほど、歩けるようになったといいます。杖は、念のために持ち歩いていますが、ほとんど使うことはないそうです。痛みも消えました。

レントゲンの画像では状態に変わりはありませんが、機能的にはなんの問題もなくなりました。いかに筋肉を鍛えることが大事か、がわかる症例です。

脊柱管狭窄症

【どんな病気か】

脊柱管とは、背骨の中の、脊髄《せきずい》の神経が通っているトンネルです。年を取ると背骨が変形したり、椎間板《ついかんばん》が膨らんだり、靭帯が厚くなったりすることで、神経の通る脊柱管が狭くなります。それによって神経が圧迫を受け、神経の血流が低下して、脊柱管狭窄症を発症するとされています。

間欠性跛行は、脊柱管狭窄症の代表的な症状とされています。歩行中に腰から足にかけてしびれや痛みが生じ、一時的に歩けなくなる症状のことです。少し休めば再び歩けるものの、しばらく歩くとまたしびれや痛みが生じ、こま切れにしか歩けなくなります。

【筋肉ドクターはこう考える】

脊柱管狭窄症は、一般に、筋力とは無関係の疾患のように見なされがちです。しかし私は、間欠性跛行に悩んでいるかたにも筋トレをやってもらっていますが、症状に目立った改善が見られるケースが多いのです。

間欠性跛行になると、長く続けて歩くことが難しくなるので、大多数のかたが運動不足に陥り、安静状態を強いられています。足の筋力低下も起こっています。すると、ちょっとした負荷で痛みが出やすくなります。その結果として、間欠性跛行が起こる・起こりやすくなるという状況があるのでしょう。

ですから、筋トレで足の筋肉のパワーアップを行うことが、症状の改善につながっていると考えられます。

閉塞性動脈硬化症《へいそくせいどうみゃくこうかしょう》（足の動脈硬化により血行障害が起こり、歩行などに障害が起こる病気）も同様です。この疾患にも間欠性跛行が見られますが、閉塞性動脈硬化症のかたが筋トレを行った場合も、やはり改善が見られています。

【改善できる症状】

「以前よりも歩ける距離・時間が延びる」「痛みが出にくくなる」「痛みがへる」人が多くいます。

腰痛

【どんな病気か】

腰痛のうち、原因が特定できているものは、わずか15％といわれています。例えば、腰に腫瘍《しゅよう》があるなど、原因が特定できたら、その原因の治療が優先されることはいうまでもありません。

しかし、残りの85％は原因の特定できない腰痛です。いわゆるギックリ腰や、慢性腰痛などは、みんな、原因の特定できない腰痛に分類されます。

原因が特定できない腰痛は、心理社会的因子によって難治・慢性化するといわれています。さまざまな心理的なストレスが、腰痛を悪化させることがわかってきているのです。

特に、「肉体的な重労働は腰に悪いから、心配だ」とか、「腰痛が起こりそうなときには、とにかく無理をせず安静にしたほうがいい」といった安静志向が、腰痛を悪化させる有力な要因になります。

腰痛の「恐怖回避思考モデル」

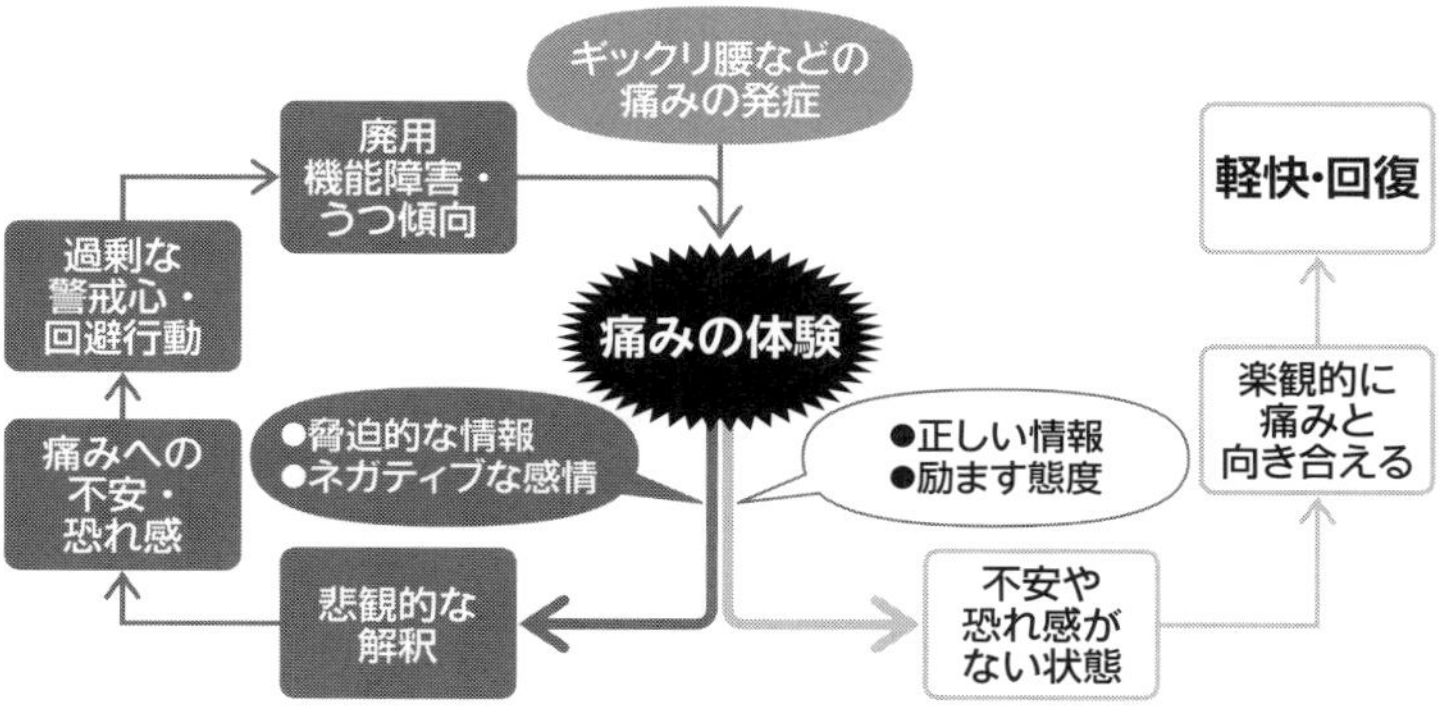

ギックリ腰などの痛みの発症
痛みの体験
廃用
機能障害・
うつ傾向
過剰な
警戒心・
回避行動
痛みへの
不安・
恐れ感
悲観的な
解釈
●脅迫的な情報
●ネガティブな感情
●正しい情報
●励ます態度
不安や
恐れ感が
ない状態
楽観的に
痛みと
向き合える
軽快・回復

Leeuw M.et.al.J Behav Med 30, 2007 より改変
松平浩　産業医学ジャーナル 33，2010 より引用転載

【筋肉ドクターはこう考える】

重たい物を持ったり、きつい運動をしたりしたら、腰を痛めるというのも間違いです。しかし一般には、いまだに安静信仰は根強く、患者さんの多くは「運動をしたからギックリ腰になった」と訴えます。医学の最新の知見では、安静は腰痛によくない、今までどおりに動いているのが腰にいいというのが定説なのですが……。

そこで、私も腰痛に悩む皆さんに、運動をお勧めしたいと考えています。

ただし、「筋トレで重い物を持ったりしたら、また腰が痛くなるんじゃないか？」と、緊張したり、ビクビクしたりして、

腰痛を過度に意識すればするほど、腰痛は起こりやすくなります。

腰痛という病気は、非常にやっかいなところがあります。

重たい物を持って不安に思ったときは、「筋トレをするのは、体にいいんだな」と自分にささやきましょう。それが事実ですし、よい自己暗示にもなります。

筋トレという運動は、自分でできる範囲内でしか行えません。だから適切に行えば、なんらリスクはありません。「筋トレで体が壊れるわけはない」と自信を持って体を動かすことが肝心です。

こうして、私の勧める筋トレを続けていくと、運動しても腰が痛くならないという確信を深めることができます。こうして、さらに筋トレを続けていけば、腰痛が起こりにくくなります。そのうち、筋力アップも図られて、より腰痛の起こりにくい体が作られていくのです。

【改善できる症状】

筋トレを続けることで、**「運動しても腰痛が起こらない」という確認を深められます。**自分のなかの**「安静信仰を排除できる」ようになります。筋力アップを図り、よ**

り確信を深められ、日常生活でも、「腰痛におびえてビクビクしながら動く」ことがなくなります。これらの結果として、**「腰痛が起こりにくく」**なります。

腱鞘炎

【どんな病気か】

手には、手首から指先にかけて腱と腱鞘《けんしょう》という組織があり、指を曲げ伸ばしするときには、腱が腱鞘の中を往復するように移動します。腱鞘炎とは、この「腱鞘」がなんらかの原因で厚くなったり、硬くなったりして、腱鞘を通過する「腱」と「腱鞘」がこすれ合い、腱と腱鞘に炎症が起こって痛みが現れる病気です。腱鞘炎は、パソコンでの作業など、「手指をよく使う人」によく起こります。

また、ホルモンの関係から、「更年期以降の女性」「妊娠・出産期の女性」にも多く見られます。

【筋肉ドクターはこう考える】

腱鞘炎の人には、手首周りの運動を勧める人が多いようですが、私のクリニックでは、パーツごとの筋トレは勧めていません。そうしたかたたちにも、全身を使う筋トレを勧めています。

例えば、ローイング（＝オールを漕ぐような動きで、バーベルなどを引き上げる筋トレ）は、全身の筋肉を使う代表的な筋トレの１つですが、ローイングを行う際、当然ながら、手首を使うので、手首にも大きな負荷がかかることになります。これによって、単純に手首だけの運動をするよりも、はるかに効率的に手首を鍛えられるのです。

実際に腱鞘炎に悩む患者さんに試してもらったところ、いい結果が出ているので、皆さんにお勧めしています。

【改善できる症状】

「痛みがへる」「動きの悪かった部分がよくなる」など。

だるさ・疲労感

【どんな病気か】

現代のストレス社会では、「体がだるい」「体を動かすのがおっくう」「ただただ横になっていたい」というような、疲労感・倦怠感に悩まされるかたがふえています。その疲労の原因もさまざま。慢性疲労症候群やうつ、更年期障害、肝機能障害など、深刻な原因もいろいろ考えられます。

もちろん、病院で診察・検査を受けたうえで、病名を特定できる疲労については、元になる病気を治すことを優先しなければなりません。

【筋肉ドクターはこう考える】

ここでは特に、体力低下による疲労感についてふれておきたいと思います。

「疲れやすい」と感じる原因の1つに、そもそも体力が低下していることが挙げられます。

加齢や運動不足、働きすぎなどによって、体力の全般的な低下が起こることがあります。この疲れを放置していると、ほかに原因疾患がなくとも、集中力や思考力が低下し、仕事のパフォーマンスも落ちてきます。疲労感によってQOL《キューオーエル》（生活の質）が低下するだけではなく、無気力になってしまったり、免疫（体の防御機能）力の低下も引き起こされたりします。

こうしたケースで勧められるものが、筋トレです。

わかりやすくいえば、**体力＝筋力だから**です。

筋トレによって、筋量・筋力をアップさせることが、直接、体力アップにもつながるのです。すると、代謝機能や免疫機能がアップし、疲労感の解消につながっていきます。

疲労感やだるさに悩まされているかたは、まず、筋トレを試してはいかがでしょうか。

【改善できる症状】

筋力＝体力アップによって、**「体が軽くなる」「だるい感じが取れる」「疲れにくく**

なる」「よく眠れる」「朝の目覚めがいい」など、多くの効果が期待できます。

サルコペニア

【どんな病気か】

サルコペニアとは、加齢や疾患により、筋肉量が減少することです。握力や下肢筋・体幹筋など、「全身の筋力低下が起こり、身体機能の低下が起こること」を指します。


【筋肉ドクターはこう考える】

ほかにも、似たような症状があります。例えば、「ロコモティブシンドローム（運動器症候群＝locomotive syndrome）」は、「運動器の障害のために移動機能の低下をきたした状態」です。略称は「ロコモ」。

また、「フレイル」というのもあります。「加齢とともに心身の活力が低下し、生活機能が障害され、心身の脆弱性《ぜいじゃくせい》が出現した状態」ということだとか。しかし、こう

サルコペニアの簡単なチェック法

- ☐ **歩くのが遅くなった**（青信号のうちに、横断歩道を渡り切れない）
- ☐ **手すりにつかまらないと、階段を上がれない**
- ☐ **ペットボトルのふたを開けにくい**
- ☐ **片足立ちで靴下がはけない**
- ☐ **片足で1分間立つことができない**

※これらが1つでも当てはまる人は、サルコペニアの疑いがある

した細かい区分にいちいちこだわる必要は全くありません。

病態や進行の度合いに微妙な差があるにせよ、いずれも、「加齢や運動不足により、筋力低下が起こり、体にさまざまな不便な症状・障害が起こっている状態」と理解すればよいでしょう。

高齢になって体が動かなくなってくると、「年だからしかたない」と思うかたが大半です。しかも、「体力なんて、この年になってつくわけがない」と皆さん、おっしゃいます。

しかし、筋トレをキッチリ行うと、確実に症状がアップします。私が筋トレを指導しているかたは、みんな、そうなっ

ています。

また、次のようなデータも出ています。

「強めの負荷でしっかりと筋トレをすれば筋肉は大きく成長します。（中略）60〜72歳の被検者が脚の高負荷筋トレを、週3回行った実験の結果です。3ヵ月の筋トレ実施によって、なんと脚の筋肉が平均で11%も肥大しています」（谷本道哉『学術的に「正しい」若い体のつくり方』、中央公論新社）

【改善できる症状】

運動機能がアップし、身体機能が低下していたときにできなかったことが、できるようになります。**「杖なしで歩ける」「歩くスピードが上がる」「横断歩道を青信号で渡り切れる」「15分以上続けて歩ける」「重たい荷物が持てるようになる」「つまずきにくくなる」「階段を手すりなしで上れる」「片足立ちで靴下がはける」**など。

【体験例】

Gさん（80代・女性）は、それまで、いすから立ち上がる際、何かにつかまらないと立てませんでした。それだけ筋力が落ちていたのです。しかし、筋トレを始めたところ、あっという間に機能が回復。

「週に1回だけやのにね、すっと立てるようになったわ」と喜ばれています。杖も使わなくてよくなりました。

骨粗鬆症

【どんな病気か】

骨粗鬆症は、骨の量が減少したり、骨の質が劣化したりして骨が弱くなり、骨折しやすくなる病気です。背骨で骨粗鬆症による骨折が起こると、そのほとんどは、もろくなった椎体《ついたい》（背骨を構成する椎骨の腹側の部分）が上下に押しつぶされたように骨折する、椎体圧迫骨折です。これが起こると背骨が曲がったり、身長が低くなったりします。

厚生労働省によると、女性が要介護となる原因の第5位が「骨折・転倒」。

その背景に、骨粗鬆症があると考えられます。特に太ももの つけ根の骨折は、動けない状態が長期間にわたり、寝たきりの原因になります。

【筋肉ドクターはこう考える】

骨粗鬆症といえば、現在、次々に新薬や新しい検査機器、血液マーカーが作られています。私から見ると、ロコモキャンペーンもけっきょく、骨粗鬆症薬の販売キャンペーンと思えなくもありません。しかし、それらの新薬が本当に有効なのかというと、**疑問符のつく薬が多い**のも、また、事実なのです。

例えば、話題になったビスフォスフォネートは、破骨《はこつ》細胞（骨を破壊する働きを持つ細胞）の働きをおさえ、唯一、骨折予防に役立つ薬ともてはやされました。しかしその後、合併症のリスクが指摘されるようになりました。患者さんのリクエストで、私がこの薬を処方するときには、前もって、「3年以上の長期にわたって服用することは、お勧めできません」と断ります。

こうした薬剤に比べれば、副作用のない筋トレは、はるかに優れています。

骨の強さは、筋力に比例するとされています。有効な筋トレを継続して行って、筋力強化が進めば、それに従って骨も強くなります。

しかし、「強い負荷をかけると、骨粗鬆症で骨が折れるんじゃないか」という心配をなさるかたがいらっしゃいます。もちろん、突然、重い負荷がかかれば、折れるかもしれません。ですが、怖がってやらなければ、さらにどんどん骨も筋肉も弱るだけです。まさに、「いつ始めるんですか？　今、でしょ」ということになります。

ちなみに、66歳の女性の場合、筋トレを半年続けたところ、骨密度のスコアが、2・42⇒2・51と上昇しました。69歳の女性は、4ヵ月間の筋トレで、スコアは2・09⇒2・10。この年齢になると、ときとともに数値が悪化することも珍しくありませんから、この女性のように、数値をキープするだけでも十分といえます。

これらのデータからも、筋トレを継続することで、筋力アップだけでなく、骨の強化にも役立つことがわかります。

【改善できる症状】

ヨロヨロしていて、いかにも転びそうだった足取りのかたでも、筋トレを始めると、しっかり歩けるようになります。**「転びにくくなり」**ますし、たとえ転んでも、骨が強化されれば、**「骨折しにくくなり」**ます。

【体験例】

Eさん（女性・86歳）は来院時、腰が曲がり、ひざ痛もあり、歩くのがつらいと訴えました。骨粗鬆症もひどく、杖に頼っても100m歩くのがやっと。

初診時は、スクワットをすると、自重で2回くらいが限界。そこで週1回の筋トレを続けたところ、2ヵ月後には、約11kgのダンベル2個を両手に持って、30回近くのスクワットが可能となりました。

腰が曲がっているので、きれいなフォームではありませんが、手すりなどに頼らずに立てるようになり、杖もつかずに歩けるようになりました。「死ぬまで動ける体でいたい」と、今も、Eさんは筋トレを続けています。

廃用性症候群（拘縮）

【どんな病気か】

廃用性症候群は、過度に安静にすることや、加齢などによって活動性が低下したことで、体に生じるさまざまな老化（退化）現象を指します。筋萎縮《きんいしゅく》（筋肉がやせ衰えること）や、拘縮（関節の動きが悪くなること）などに始まり、寝たきりに移行。そこでさらに症状が進行し、床ずれなどの症状が起こってきます。

【筋肉ドクターはこう考える】

現在、寝たきりのかたに行われているようなリハビリは、私の目には効果的なものに思えません。衰弱し、動けなくなっている高齢者の手足を、理学療法士が他動的に数分動かしたところで、それで動けるようになるでしょうか。

動きの悪くなった患部を動かせるようにするためには、筋肉の筋量・筋力がアップする「適応」が起こらなければなりません。しかし、**リハビリによる他動運動は極めて低強度の運動であるため、その運動で筋肉の適応が起こるとは、とても考えられない**からです。

私は、廃用性症候群の1つである拘縮のある患者さんには、可動域の広い筋トレをしてもらっています。

くり返し述べているように、**筋トレとは、筋肉とその筋肉を動かしている神経に働**

きかけ、筋量・筋力のアップという適応を引き起こし、同時に、運動能力の向上を促す運動です。

筋トレによって、廃用性症候群の患者さんに、まさにその適応が起こります。その結果、運動能力がアップし、患部の可動域が広がったり、より自由に動かしたりできるようになっていると考えられます。

【改善できる症状】

「1人で起き上がれる」「補助なしで歩ける」ようになり、**「動きの悪くなっていた患部が動く」**ようになります。

糖尿病

【どんな病気か】

糖尿病は、インスリンというホルモンが十分に働かないために、血液中の糖がふえてしまう病気です。そもそもインスリンを分泌できない1型糖尿病と、生活習慣の悪化などによって起こる2型糖尿病があります。

【筋肉ドクターはこう考える】

糖尿病の運動療法といえば、ウオーキングやジョギングなどといった有酸素運動が長らく推奨されてきました。しかし、近年では、特に筋トレの効果にも注目が集まっています。筋肉量がへると、インスリンを分泌する、すい臓のβ《ベータ》細胞の機能低下が起こるという相関関係のあることがわかっています。

加齢と運動不足で大腿四頭筋（太もも前面の筋肉）などの太い筋肉の筋量が低下していくと、それに従って、糖尿病になったり、糖尿病が悪化したりするリスクが高まるとされています。

そこで逆に、筋トレによって、筋量・筋力をアップさせてやると、糖尿病の予防・改善効果が期待できるのです。

【改善できる症状】

糖尿病の悪化要因である、**肥満の予防・改善。血糖値を下げる効果**も期待できます。

【体験例】

Rさん（60代・男性）はひざ痛を訴えて来院されました。ひざ痛の治療のために筋トレを開始。Rさんは、もともと糖尿病があり、教育入院も経験していました。

それが、週1回の筋トレで、ひざ痛が改善したとともに、「教育入院をしたときよりも体重が効率的に落ち、血糖値も下がってきた」と喜んでいます。

ぜんそく

【どんな病気か】

ぜんそくは、さまざまな要因がかかわって起こります。運動することで起こるぜんそく発作を「運動誘発性ぜんそく」といいます。これがあると、運動中に重度の発作が起こることがあり、特に有酸素運動をする際には注意が必要です。

【筋肉ドクターはこう考える】

多くの皆さんは、有酸素運動がとても健康にいい、安全な運動だというイメージをお持ちかと思います。しかし私は、有酸素運動というのは、かなりリスクを併せ持った運動だと考えています。マラソン大会で1万人が走ると、統計的には3人の心臓が止まるのです。心肺に負荷がかかりすぎる恐れがあるわけです。

ぜんそくの場合も、運動が発作を誘発する恐れがあります。しかし、これはあくまでもその運動が心肺負荷のかかる有酸素運動である場合です。

私の勧める筋トレは、高強度の運動です。心肺機能がきつくなる前に、筋肉がヘタって続けられなくなるため、ぜんそくの人にも低リスク。有酸素運動よりはるかに安全なのです。ぜんそくがあるせいで運動ができないとお嘆きのかたには、有酸素運動で体を鍛える代わりに、筋トレをお勧めしています。安全に体を鍛えられます。

【改善できる症状】

私の勧める筋トレなら、**「発作リスクが低いうえ、運動機能のアップが可能」**です。筋トレを続けることで、体力がアップすると、それにつれて**心肺機能もしだいに強化され、運動も可能**になります。

【体験例】

Uさん（20代・主婦）は、ぜんそく持ちで、10歩走っただけで、発作が起こります。以前は、とても運動はできませんでした。

しかし、私が勧める高強度の筋トレなら、時間は1分もかかりません。心肺に負荷がかからないから、発作が起こるはずもないのです。そして、筋トレを続けると、Uさんは、どんどんパワーアップしました。

筋量・筋肉がふえることによって、体力が高まりました。その結果として、心肺機能もアップし、心肺の負荷にもしだいに耐えられるようになりました。そのうちに走ることが可能になったのです。

現在では、普通にヨガなどの運動ができるほど、元気になっています。

ダイエット

【どんなものか】

無理なダイエットを続けると、さまざまな弊害があります。貧血や体調不良が起こりやすくなり、拒食症などの精神的な疾患が引き起こされる恐れもあります。また、無理な食事制限を続けると、筋肉量が落ち、基礎代謝（安静にしていても消費されるエネルギー）も低下してしまいます。そうなると、脂肪がつきやすく、太りやすい体へと変わっていってしまいます。

【筋肉ドクターはこう考える】

筋トレによって、筋肉量をふやすと、基礎代謝が高まり、やせやすい体になるとされています。

「筋肉が2kgふえれば、安静時の消費エネルギーは1日当たり50〜100kcal程度増えると考えられます」（石井直方『痩筋力　確実にやせる筋トレ術』、学研プラス）

やせ形の男性の場合、筋トレを2ヵ月くらい続けると、体つきが明らかに変わってきます。

この場合、体重が落ちているかどうかは、あまり重要ではありません。ダイエット目的で始めたかたには、不満があるかもしれませんが、しっかり筋肉がついてきたことで、なかには体重が逆に少しふえる人もいるでしょう。

そのころから、体重がふえたり、あるいは、体重が以前とは変わってないにもかかわらず、「最近、やせたね」といわれたりすることが多くなります。特に女性に、こうした傾向が顕著です。

筋トレによって、筋肉がつき、体脂肪率が下がり、見た目で明らかに体のシルエットが変わってきます。体が締まってくるのです。

これは、単に食事を切り詰めて体重を落とすよりも、ずっと健康にいいことはいうまでもありません。

さらに、筋トレと並行して、適切な食事制限を行えば、より健康的なダイエットが可能になります。


【改善できる症状】

「見た目が以前よりスッキリしてくる」「基礎代謝がアップし、体脂肪率がへる」「健康的にやせていく」など。

第5章

週1スクワットで痛みが取れた私たち

変形性股関節症で24時間苦しんだ激痛が大軽減し不可避といわれた手術も延期中

自営業・54歳 栗田至代《くりたのりよ》

一生、痛み止めが必要といわれた

股関節《こかんせつ》の調子が悪くなり始めたのは、２０１１～２０１２年ごろのことです。高いヒールの靴をはくと、立った瞬間や歩き始めに、左の股関節に痛みが走るようになりました。最初のうちは、瞬間的にズキッとするだけで、歩いていれば、痛みはなくなります。痛みも、まれに起こるだけでしたから、気に留めていませんでした。ところが、しだいにそれが頻繁に起こるようになり、立ったときや歩き出しのとき以外にも、しばしば痛みに襲われるようになりました。

そして、痛みの程度がどんどん強まっていって、ついには痛みが絶え間なく、文字どおり、24時間続くようになりました。普通に歩いているだけでも、痛くてたまらないという状態になったのです。

たまらず、整形外科に駆け込みました。検査の結果は、変形性《へんけいせい》股《こ》関節症《かんせつしょう》との診断。幸い、すぐに手術が必要な状態ではありませんでしたが、「痛み止めの薬はおそらく一生飲み続けなければならないだろう」と、医師はいうのです。

これ以上悪化させないために、股関節をいたわりつつ生活するよう、指導されました。また、なるべく筋力を落とさないように、適度な運動を心がけることを勧められました。

ほかの整形外科でも診察を受けてみましたが、同じような診断でした。

痛みがひどく、歩くのもつらい状態でしたので、このまま病状が悪化していったら、どうしたらいいのだろう？　という途方に暮れる日々。

そんなときに出会ったのが、小島央《こじまひさし》先生でした。

ある日、たまたま痛み止めを切らしてしまったことがありました。あいにくその日は、通っていた整形外科が休診日。痛みがいつもよりもひどかったので、ほかにどこか薬を出してもらえる病院を探そうと思い、インターネットで検索してみたのです。

そこで見つけたのが、小島先生のクリニックでした。見ると、口コミの項目に、小島先生がスポーツドクターもされていて、運動も積極的に教えてくれると書かれています。

私は、運動について、興味を引かれました。というのも、以前から担当医に運動を勧められていたからです。しかし、担当医にどんな運動がいいか確認しても、激しい運動はダメ、ストレッチもダメ。水泳はややマシ、といったような、あいまいな答えが返ってくるばかりだったのです。「これがベスト」という運動は、全く教えてもらえませんでした。

ほかの整形外科でも、同じ質問をしてみましたが、納得いくような答えが返ってきたことは皆無でした。けっきょく、どんな運動をしたらいいか全くわからず、もどかしい思いをしていたのです。

階段の上り下りが楽にできる!

そんなわけで、「いい運動を教えてもらえればいいな」と期待を抱きながら、２０１７年の３月に、小島先生のクリニックを訪ねました。

レントゲンを撮り、患部の状態を確認すると、小島先生も「だいぶ変形していますね」という診断でした。続いて、悪化を防ぐための運動の話になり、先生から運動を勧められたところで、「どんな運動がいいですか？」と、気になっていた質問をぶつけてみました。

すると、小島先生が、「では、やってみますか」といって、筋トレをやることになりました。

小島先生のクリニックは、普通の整形外科とはかなり印象が違いました。院内の診療室の外のスペースに、筋トレのマシンが何台も並んでいたからです。

私は、ほかの整形外科では極力重い物を持たないように指導されていました。ところが、小島先生の勧めてくださったスクワット(ひざの屈伸運動)は、重量のあるバーベルをかついで行う運動だったのです。

驚きました。こんなに重い物を持って、股関節に悪い影響はないのだろうか。だいじょうぶなんだろうか……。

私の動揺を見透かしたかのように、先生から「そんなに重くありませんから、だいじょうぶですよ」と声がかかりました。

筋トレにかける時間はせいぜい1～2分程度。あまりに短いので、これも驚きでした。

こうして、私の最初の筋トレ体験はあっという間に終了。やってみると、少し疲れた感じがありますが、股関節の痛みが増すことはありませんでした。その後は週1回クリニックに通い、筋トレを行う生活が始まりました。

続けているうちに、持ち上げられる重量も少しずつ重くなってきます。それとともに筋力がついてきたのでしょう、体に変化が現れてきました。

それまでは、股関節の状態が悪化するにつれて、歩くのがどんどん遅くなっていました。はたから見ると、歩いているとき、左足を引きずりながら、すごくつらそうに足を運んでいたらしいのです。しかも、そんな歩き方しかできないため、少し歩くだけでも、疲れ果ててしまいます。

家族は、私がこのまま歩けなくなってしまうのではないかと大変気をもみ、心配していたようです。

ところが、筋トレを始めてからは、歩くペースが速くなり、前よりしっかり足を運べるようになりました。歩いても、疲れにくくなったのです。

全く足を引きずらなくなったわけではありませんが、歩き方はかなり変わったようです。家族がその変化に驚き、「しっかり歩けるようになってきたね。本当によかったね」と喜んでくれています。

これまでは、歩くこと以外でも、あらゆる動きがスローになりつつありました。自宅の2階に洗濯物を持って上がるのもひと苦労だったのです。

筋トレを始めてからは、全般的に体をスムーズに動かせるようになり、階段の上り下りも楽にできるようになっています。

痛み止めを飲む回数が激減した

また私は、左ひざの後ろのだるい痛みにも悩まされていました。

いったんしゃがむと、その「だるい痛み」のせいで、どこかに手をかけないと立ち上がれなくなっていたのです。

この「だるい痛み」も、筋トレのおかげで消失しました。しゃがんだ姿勢から、どこにも手をかけずに、スッと普通に立てるようになっています。

股関節が変形してしまっているためでしょう。痛み自体は、まだ、残っています。それでも、調子のいいときには、ずいぶん痛みが軽くなってきたと感じます。痛みはあっても、「これくらいなら気にならないな」という程度にまで弱まっているのです。

痛み止めの服用量もへりました。最初の整形外科に駆け込んだころは、激痛をおさえるため、1日に2~3回、痛み止めを飲まずにはいられませんでした。今は、痛みがひどいときのみ、1日1回程度。毎日飲むことはなくなりました。

小島先生も、このまま筋力を維持していければ、手術を避けられる可能性が高いとおっしゃっています。私も、今の状態をキープするため、筋トレをがんばって続けていきたいと思います。

私は、全く走ることができなくなっていましたが、筋トレをしたおかげで、気合いを入れれば数mくらいの小走りができるようになっています。私にとっては、こんな些細な出来事も、大きな進歩のように感じられるのです。

もしも、たまたま薬が切れていなければ、小島先生と出会うこともなかったでしょう。そうなれば、筋トレも始めていなかったはずです。今ごろは、ますます歩くのがつらくなり、不安が増し、日常生活にかなり支障をきたしていたと思います。

小島先生に出会えて、本当によかったと感謝しています。

筋肉ドクターのコメント

整形外科医の頭の中身をのぞいてみると、自分はあくまでも「外科医」であるという意識が、大きなウエイトを占めています。このため、手術の術式などにはふだんから強い関心を持っていますが、リハビリにはほとんど興味を持っていない整形外科医が多いのです。

それに、**そもそも整形外科医はリハビリを自分の仕事とは思っていません**。リハビリをするようにと、指示こそ出しますが、たいてい、その内容は理学療法士に丸投げしてしまって終わり。

逆に、自分の出した指示どおりリハビリが行われているかどうか、理学療法室に確認しに行っていた、かつての私のような整形外科医は、「変わり者」と陰口をたたかれてしまうのです。

多くの医師は、運動がどんな効果をもたらすか、ある程度の医学的な知識は持っているものの、真剣に研究したことも、考察したこともありません。股関節痛に悩む栗田さんが、どんな運動をしたらよいかを尋ねたとき、具体的な答えは返ってきませんでしたが、それも、ある意味、無理もないことなのです。

股関節痛のかたに、スクワットをはじめとする筋トレはとても有効です。**股関節痛だけに限りませんが、ひざ痛などの関節痛は、それを支える筋力が弱りすぎていることが、痛みを引き起こす有力な要因**なのです。

また、栗田さんは、左ひざの「だるい痛さ」について述べています。これも、筋肉が弱り切ったために生じたものでしょう。「だるい痛みのせいで、どこかに手をかけないと立ち上がれない」と述べていますが、それは逆です。どこかに手をかけないと立ち上がれないくらい、筋力が落ちてきていることが、痛みを引き起こすのです。

実際に筋トレを続けることで、筋肉がしっかりしてくると、「だるい痛さ」も解消しました。同様に、筋トレによって、股関節の変形による痛みを和らげることもできました。変形した関節は元に戻せなくても、継続して筋トレを行い、筋力をアップさせれば、痛みを軽減し、痛み止めの量をへらすことは十分に可能なのです。

こうして、歩ける状態をキープできれば、手術も回避できるはずです。

杖はほぼ不要！　変形性膝関節症の痛みが大改善してひざに水がたまらなくなった

主婦・81歳　野田秀子《のだひでこ》（仮名）

「重い物を持つな」といわれていたのに……

私は今年（2018年）で81歳になりますが、子供のころから、スポーツというものを、いっさいしたことがありません。

おまけに、以前、整形外科にかかったとき、頸椎《けいつい》（首の骨）にズレがあるので、重たい物は持ってはいけないといわれたことがありました。その医師の指示を忠実に守り、重たい物を極力持たないように心がけてきました。

そんなわけで、これまで何十年にもわたって、運動とは無縁のまま過ごしてきたのです。

ただこのまま、全く運動をしないのは、体によくないと考え、数年前から、散歩や体操をしていました。しかし最近は、それだけでは足りないようにも思っていました。

「高齢だからこそ、ウオーキングやストレッチだけでなく、積極的に筋肉を鍛えておいたほうがいい。そうしておかないと、寝たきりになる恐れがある」

知人から、そんな話を聞かされたからです。

ちょうどそのころ、最寄り駅近くにフィットネスクラブのような施設ができたので、そのチラシを読んでみたこともありました。

しかし、けっきょく、そのフィットネスクラブには行かず、代わりに選んだのが、小島央《こじまひさし》先生のクリニックでした。

小島先生のことを教えてくれた知人の話によれば、小島先生は整形外科医で、しかも、同時に筋トレなど、体を鍛える方法をいろいろ指導してくれるのだそうです。

私は、先生が整形外科医である点が気に入りました。運動を教えてくださるのが、インストラクターのかたより、資格のある医師のほうが信頼できると考えたからです。

初めてクリニックを訪ねたのは、２０１６年の5月の初めでした。

小島先生のクリニックには、通常の整形外科と違って、いろいろな筋トレのマシンが並んでいました。運動したいと思い切ってクリニックを訪れたものの、マシンの居並ぶ光景に、私はすっかり怖じ気づいてしまいました。

「私は、全く運動をしたことがありません。そんな人がこんなこと（ウエイトを使ったスクワット＝ひざの屈伸運動）をしてもよろしいんですか」と何度も確認しました。別の整形の先生からは、重い物を持ってはいけないといわれてきたわけですから、その点は、やはり、気になりました。

「後ろで補助していますから、だいじょうぶですよ」

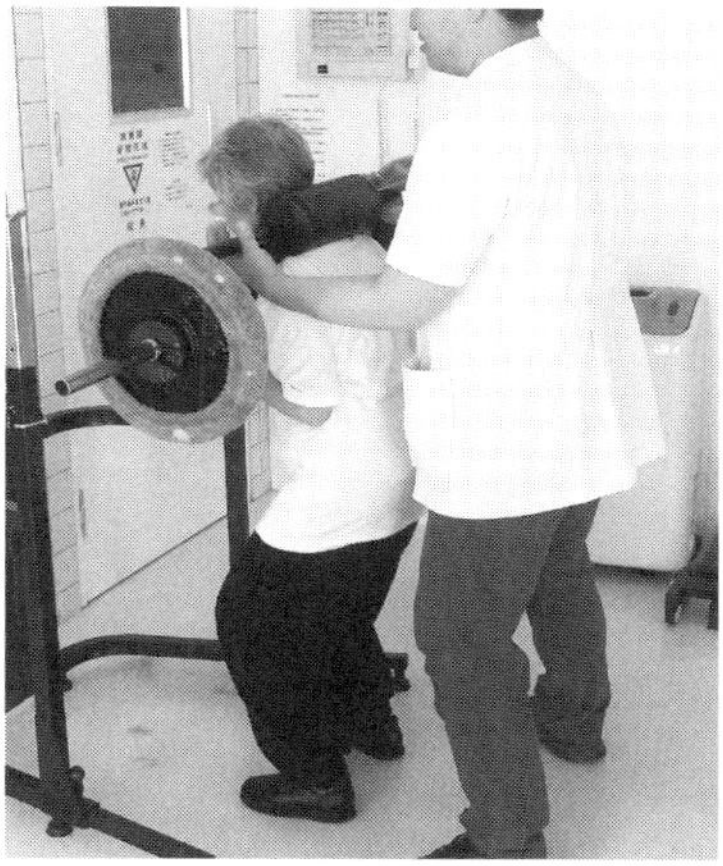
バーベルをかついでスクワット！

私は、小島先生の笑顔に勇気づけられ、生まれて初めての筋トレにチャレンジ。スクワットをするときは、先生が背後についてくれていましたから、安心して行うことができました。
でも、その重かったこと！　やっぱり、やってみると、最初のうちは、とてもしんどかったのです。
ですが、「少しつらく感じるくらいの負《ふ》

荷《か》をかけて、筋トレを行うのがいいんですよ。それが筋力を強くしてくれるのです」

と、小島先生はいうのです。

こうして、だいたい2週間に1回くらいのペースで、筋トレを行いました。続けているうちに、筋力が少しずつついてきたのではないでしょうか。体が変わってきました。

昔は、歩いていると、足元がおぼつかなくて、よく、フラーッとすることがありました。幸い、転んだことはありませんでしたが、特に階段の上り下りが危ないので、手すりを持っていました。こうしたふらつきが、今では起こらなくなったのです。

現在は、歩くときに足の裏でしっかり地面を感じられるようになっています。それは、以前より私がしっかり歩けるようになった証拠なのでしょう。

杖は念のために持っていますが、杖に頼る機会はめったにありません。

1日4000歩、しっかりと歩ける

ひざにもいい影響が出ています。

もともと私はO脚《オーきやく》なのに加え、家族の介護などの影響か、ひざが痛むことがよくありました。

特に右ひざが悪く、昔、整形外科で、変形性膝関節症《へんけいせいしつかんせつしょう》との診断を受けています。整形外科に定期的に通院して、マッサージや、電気を当てるといった治療を長く続けていました。しかし、今から考えると、一時的に楽にはなりますが、積極的な効果はなかったのだと思います。

小島先生は、「ひざに多少痛みがあっても、動けるようならスクワットは続けたほうがいいですよ」といいます。私のような高齢者にとって、いちばんいけないのは、痛みを恐れて動かないことなのだそうです。

こうして筋トレを続けてきた結果、ひざの痛みの出ることは、前よりも少なくなってきました。水もたまらなくなりました。

ときおり、背中に痛みを感じることもありましたが、それもなくなりました。また、肩こりもひどく、マッサージに通ったことがありましたが、今は、マッサージが必要になるほど、肩がこることはありません。

重たい物は、いっさい持ってはいけないと、前の担当医から指導されていましたから、料理の際、重たい圧力鍋などを持つときは、いつもこわごわでした。それが、気づくと、圧力鍋を前より楽に持てるようになっています！

体自体も、かなりしっかりとしてきたと思います。

姿勢も比較的よい状態で保たれていますし、「その年齢には見えないね」と、周囲の人からいわれることもあるのです。

もしも筋トレをせずにいたら、頼りない歩き方のままだったでしょうし、ふらついて転んで、今ごろ寝たきりになっていたかもしれません。

おかげさまで、今、1日に3000〜4000歩は、歩くことができています。

私はとても小柄なので、私のような小さなおばあさんが、大きなバーベルをかついでいるのは、周りの人からは、とても不思議な光景に見えるかもしれません。運動と無縁だった私が、このように筋トレを続けられるようになったのも、小島先生のご指導のおかげです。ありがたいことです。

私自身、80歳を超えるというのは大きな分岐点と感じていました。そこを超えたら、下り坂を転げ落ちるように体の機能がみんな落ちていく。そういったイメージがあったのです。

筋トレは、その下り坂を落ちるのをなんとか押しとどめ、現状維持にとどまらず、少しでも体の機能をアップさせるためには、とてもいい方法なのではないでしょうか。

筋肉ドクターのコメント

動物には筋トレができません。だから、加齢的変化に抗《あらが》うことができず、年々、体が衰えていきます。私の提案している**筋トレは、唯一、加齢に抵抗できる手段**です。私は、高齢者にこそ、筋トレをお勧めしたいと考えています。

運動不足の高齢者が運動を始め、どこかを傷めると、それが運動のせいにされてしまうことがしばしばあります。しかし、それは、原因と結果を取り違えています。運動が痛みの原因ではありません。

ほんのちょっと体を動かしただけで、筋肉や関節が痛みを訴えてしまうほど、体そのものが弱っていることが痛みの原因なのです。

寝たきりのかたが拘縮《こうしゅく》（関節の動きが悪くなること）を起こすときも、体が痛むことがよくありますが、それと同じ現象です。痛みは、「これ以上体を動かさないと危険だよ」というサインなのです。

高齢になってから、運動不足の解消のため、ウオーキングを始める人も多いのですが、残念ながら、ウオーキングでは筋力アップは期待できません。ウオーキングは、毎日じっと安静にしていること（＝筋力が日に日に低下していくマイナスの状態）に比べれば、ややマシという程度の運動にすぎません。

私が提案している筋トレ（スクワット）では、最大パワーの運動を、可能な時間、継続します。このやり方によって、体が適応を起こし、筋力が効率的にアップするのです。こうした筋トレは、その人にとって適切な間隔で行う必要があります。多くのかたは1週間に1回程度（野田さんの場合は2週間に1回）の筋トレを行うことで、体が目に見えて違ってきました。

野田さんは、筋トレによって立ち方、歩き方が劇的に変わり、しっかりしてきました。その結果として、筋力を増した大腿四頭筋《だいたいしとうきん》（太もも前面の筋肉）や内転筋群《ないてんきんぐん》（太もも内側の筋肉群）などがひざをしっかり支えるようになり、ひざ痛などの痛みも軽快してきたのです。

変形性股関節症で手術を2回受けたが痛みが出なくなり力強い足取りで歩ける

主婦・75歳　中筋礼子《なかすじれいこ》

手術の1年半後に痛みが再発

股関節《こかんせつ》の調子が悪くなり始めたのは、60代に入ってからでした。趣味のモダンバレエの準備体操をしているとき、左足に比べて右足がよく動かないのに気づきました。ただ、このときは、動きが悪いだけで痛みもありませんでしたから、「アレ、ちょっとおかしいな」と思った程度で、それ以上気に留めることはありませんでした。

そのうち、歩き出すときに右の股関節に痛みを感じるようになり、しだいに痛む時間が長く続くようになりました。60代も半ばを過ぎるころには、股関節の状態がさらに悪化。痛みがずっと続くようになり、耐えきれずに、何軒かの整形外科にお世話になりました。

複数の整形外科にかかることになったのは、病院によって、「このまま様子を見ましょう」というところと、「手術したほうがいい」という意見のところがあったからです。けっきょく、3軒めの病院の勧めにしたがって、2012年、69歳のときに、大学病院で人工股関節置換《ちかん》手術を受けました。

手術はうまくいきました。少なくとも、手術直後はそう思っていました。

痛みはスッキリと消え、なんの問題もなく歩けるようになったのです。痛みのせいでまともに歩けなかったことを考えると、文字どおり、夢のようでした。

しかし残念なことに、その夢のような時間は、長くは続きませんでした。いい状態が続いたのは、手術後1年半ほど。それを過ぎると、また、股関節が痛むようになったのです。再び、股関節痛に悩まされるようになって2年半たった時期に出会ったのが、小島央《こじまひさし》先生でした。

私は、整形外科に通うかたわら、整体にも通っていました。その整体の先生が、紹介してくださったのです。

2度めの手術後の筋トレで筋力がアップ

小島先生は整形外科医ですが、先生のクリニックに入ると、筋トレのマシンがいくつも並んでいて、まるでスポーツジムのような印象です。私も最初に伺ったときは、ちょっとびっくりしました。

筋トレのマシンがあるところからもわかるとおり、小島先生は、多くの患者さんに積極的に筋トレを勧めています。先生のお話によれば、私のような人工股関節になった人間も、筋トレで筋力アップを図ることが、とてもいいというのです。

筋トレにチャレンジするために小島先生のクリニックに通い始めた私でしたが、人工股関節の調子は思った以上に悪く、筋トレをしようとすると、痛みが出てしまうことがありました。

小島先生が、股関節のレントゲンを確認すると、せっかく入れた人工股関節が緩んでしまっているとのこと。

ショックでしたが、先生の勧めで、人工股関節の再手術に踏み切りました。

人工股関節を固定するには、２種類の方法があり、骨《こつ》セメントというもので固定する場合と、それを使わない方法があります。１回めの大学病院での手術は、骨セメントを使わない「セメントレス固定」というものでしたが、２回めは、骨セメントを使用した「セメント固定」法で行われました。

この再手術を受けたのが、２０１７年のことです。

わずか数年の間に、２度も股関節の手術を受けることになったわけです。だから、退院後、小島先生のところで筋トレを始めたときには、「ぜひ、また元気に歩けるようになりたい」という思いでいっぱいでした。

私くらいの年齢になると、ほんのちょっとしたことで、背骨が圧迫骨折します。私の知人にも実際にそういう人がいましたから、筋トレを始めるときには、ちょっと心配になって、

「先生、こんな重たい物を背負ったら、圧迫骨折をしませんか」

と、先生に尋ねてみたこともあります。

すると、小島先生はにっこり笑って、

「圧迫骨折しないためにこそ、しっかり筋トレをしておく必要があるんですよ」

というのです。

ウエイトを使ってスクワット（ひざの屈伸運動）をする際には、小島先生が後ろで補助してくれるので、安心して筋トレを行うことができました。

こうして、私の本格的な筋トレ生活が始まったのが、２０１７年の秋。

といっても、筋トレを行うのは、週1回、わずか30秒足らずでした。

「筋トレにかける時間は、こんなに少なくていいのですか」と聞いてみたことがあります。すると、「これで、十分なんですよ」と小島先生は自信たっぷりにおっしゃいます。

実際、先生のおっしゃるとおりでした。週1回、わずか30秒の筋トレを続けていると、私の筋力はどんどんアップしていったのです。

90kgのバーベルをかついでスクワットできる！

手術の影響でしょうか、人工関節が入っている右足の太ももは、健康な左足に比べると、かなり細くなってしまっていました。それが、筋トレを続けるうちに、右足の

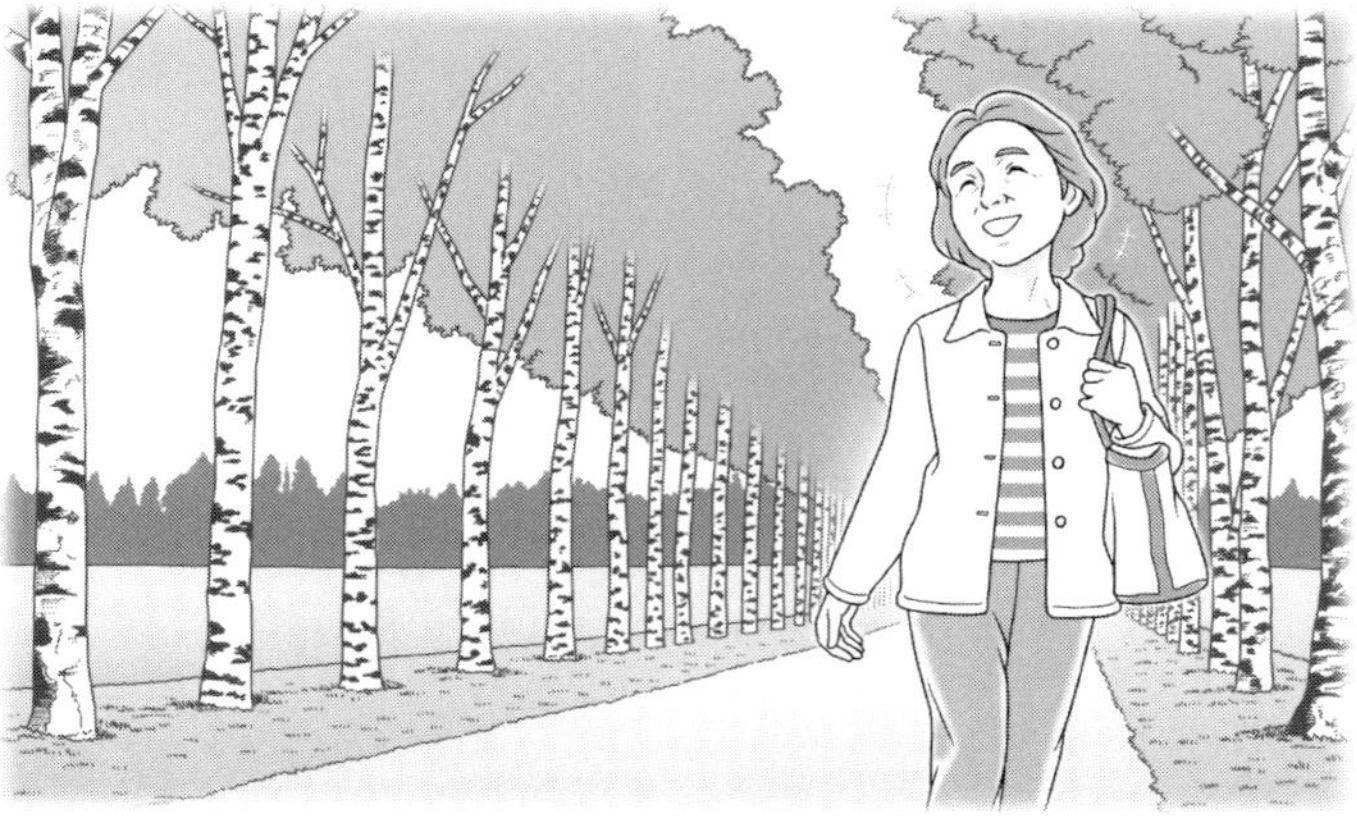

観光地を颯爽と歩けそう

太さが左足に劣らなくなってきました。

そのうえ、人工関節の調子が悪かったときは、いつも右足を引きずっていましたが、筋トレによって、足を引きずらず、普通に歩けるようになりました。足取りもしっかりして、自分でも力強く歩けるようになったと思います。

歩いても、痛みが出ることはありません。今では、歩く際、どんなに痛い思いをしていたか、忘れていることが多くなりました。そんなふうに意識が変わってきたことも、よくなってきた証拠なのでしょう。

今では、毎週、筋トレに通う際、クリニックのある最寄り駅の1駅手前で下車し、歩いて通院しているほど。

現在、スクワットの際に私が背負っているバーベルの重量は、なんと90kg！　今年75歳になるおばあさんである自分が、これだけの重量を背負えるようになったのですから、本当に驚きです。

小島先生には心から感謝しています。

股関節の調子が悪かったころ、友人と山形まで旅行したことがあります。その際、重たい旅行かばんを持って空港を移動していると、痛みがどんどん強まっていき、歩くのがつらくてしかたなかったのが、いちばんの思い出。いっしょに歩けないので、友人には1人で観光に行ってもらうなど、たくさん迷惑をかけてしまいました。

できれば、また遠出をしてみたいと思います。今度は、観光地を颯爽《さっそう》と歩き、心から旅行を楽しめるのではないでしょうか。

筋肉ドクターのコメント

変形性股関節症は、保存療法を続けても症状の改善が見られない場合、手術が検討されます。手術には、関節を温存する「関節温存手術」と、人工関節に置き換える「人工関節置換術」があります。

中筋さんが行った人工関節置換術では、傷ついた股関節の損傷面を取り除き、人工関節に置き換えます。痛みがなくなり、歩けるようになるなど、劇的な改善が見られることもありますが、その一方で、マイナス面もあります。

人工関節には寿命があるため、長く使っていると、再置換手術が必要になります。人によって個人差があるものの、人工関節の寿命はおよそ10年。寿命がきたら交換しなければなりません。

また、人工関節に換えたからといって、必ずしも痛みが完全に消えると決まったわけではありません。

手術がうまくいっている場合でも、早期に緩みが生じて、痛みが残ったり、スムーズに歩けなかったりするケースも見られます。

しかも、手術に至るまでに、たいていの患者さんは、長期間、関節の病気で苦しんできています。その苦しんでいる期間は、どうしても運動不足になりがちです。つまり、その間にかなり筋力低下が起こっています。すると、**せっかく人工関節に換えても、筋力が足りず、スムーズに歩行できないとか、痛みが再発するといった問題も起こってくる**のです。

人工関節の場合も、筋トレが果たす役割がとても重要になります。

人工関節を有効に使うためにも、筋トレをしっかり行って、筋力を回復させ、できるなら筋力をよりアップさせていくことが大切です。

中筋さんは、継続的に筋トレを行った結果、その成果が現れ、しっかりと歩くことができるようになりました。

筋トレを行うことで、人工関節とうまくつきあっている患者さんは、ほかにもたくさんいらっしゃいます。同じ状況で苦しんでいる皆さんには、ぜひ筋トレをお勧めしたいと思います。

脊柱管狭窄症の手術後に残った右足のだるい痛みが大軽快してしっかり歩ける

事務職員・58歳　緒方素子《おがたもとこ》（仮名）

常時、腰が痛んでまともに座れない

きっかけは、京都の大文字山《だいもんじやま》に登ったことでした。

そのあとから、腰がひどく痛み始めたのです。私は「腰椎《ようつい》すべり症（背骨の腰の部分が前方へ滑り出してさまざまな症状を引き起こす病気）」があって、昔から腰痛をくり返してきました。たいていは、しばらく病院に通うとよくなります。ところがそのときは、病院で治療を受けても、いっこうによくなる気配がありませんでした。

しかたなく病院を替え、再検査をしてもらったところ、ＭＲＩ《エムアールアイ》（核磁気共鳴画像）で、「脊柱管狭窄症《せきちゅうかんきょうさくしょう》（背骨の内部の脊柱管が狭くなり、内部の神経が圧迫され、痛みやしびれが起こる病気）」との診断を受けました。医師には、

「手術しないと治らないよ。でも、トイレに行けない、お風呂に入れない、1人で歩けないなど、日常生活に支障が出ないかぎり、手術はしないよ」

といわれました。

脊柱管狭窄症では、間欠性跛行《かんけつせいはこう》（腰から足にしびれや痛みが生じ、一時的に歩けなくなる症状）という、特徴的な症状があります。歩き出すと、足腰が痛くて歩けなくなりますが、少し休むと、再び歩けるようになります。歩けば、また痛み出します。これをくり返す症状だということです。

しかし、私の場合はそれと違っていて、常時痛いのです。休んでも、痛みが楽になることがありません。

いすに座る際も、自分に合ったいすでないと、痛みます。タクシーの座席のように、腰が沈んでしまうクッションには、痛くてまともに座っていられませんでした。

そんな状態で仕事にも支障が出始めたので、主治医に頼み込んで、脊柱管狭窄症の手術で有名な医師のいる病院を紹介してもらい、手術を受けました。それが2016年のことです。

ただし、その病院では、手術後のめんどうは全く見てくれませんでした。10日ほどで退院となり、「あとのリハビリは、自分で考えろ」ということでした。特に足腰の筋肉を鍛えることが必要なのだそうですが、そのリハビリのできる病院は、自分で探さなければなりませんでした。

そんなわけで病院を探しているときに、インターネットで見つけたのが、小島《こじま》央《ひさし》先生のクリニックでした。

試しに行くと、小島先生のクリニックは普通の整形外科とは様子が違っていて、驚きました。スポーツジムのような筋トレのマシンが、いくつも並んでいたからです。

小島先生の勧めで、早速スクワット（ひざの屈伸運動）を行うことになりました。

しかも初回だというのに、けっこう重たそうなバーを持ってスクワットをするようにというのです。「こんなに重い物を持って、腰は本当にだいじょうぶなんですか？」と、思わず心配になって聞いてしまったほどです。

おそらく、多くのかたから同じような質問を受けているのでしょう、小島先生は落ち着いたもので、「だいじょうぶです。補助しますから、まずはやってみましょう」とおっしゃいます。

そして、先生に補助してもらって、スクワットにチャレンジ。

すると、なんとかできました！

自分がこんな重たい物を背負って、スクワットできることに驚きました。

その後は、週1回、筋トレを行いました。先生は、筋トレのたびに、容赦なく重量を重くします。そして、1年もたつと、筋力がかなりついてきました。

初回は、10kg強のバーをかついでスクワットをしたのですが（回数は28回）、現在では、120kg（!?）の重量のウエイトをかついで、14回のスクワットができるようになっています。

首痛やひどい肩こりも軽減

筋トレに励んできたことで、多くの効果が上がっています。

まず第1に、足腰がしっかりしてきました。

手術後は、3ヵ月間、常時コルセットをしていた影響もあって、筋力は弱り切っていました。体力的にも不安があり、歩く際も、歩幅を狭くし、踏み出した足をそっと置く感じで、痛みがぶり返さないよう、おそるおそる歩くことしかできませんでした。

現在は、足腰が安定して、ふらつくことがありません。

体力自体もつき、自信もついてきたといってよいでしょう。最近は、大好きだった山歩きも再開しています。大文字山のような近隣の低めの山ですが、それでも、全体で3～4時間の行程で、登って降りることができるようになったのです。

手術後でも、筋トレを始める前は、怖くて、重たい物を持つことができませんでした。買い物の際も、自転車のかごを利用したりして、極力、重い荷物を持たないように努めていたのです。それが今では、なんの気なしに重たい物をヒョイと持てるようになったのですから、以前とは大きな違いがあります。

足腰の痛みは、完全に消えたわけではありませんが、軽快しています。

手術の際、「術後も、痛みは残るかもしれませんよ」と、くぎを刺されていました。実際に予告どおりで、手術によって、常時続いていた激痛はやわらいだものの、術後も、坐骨神経痛（お尻から太ももの後ろ側が痛くなる症状）のような痛みが残りました。

もともと、いちばん痛かったのは右足でした。術後も、右足に、だるい痛みが残っていました。気候や体調によって、その痛みが強まったり、弱まったりします。

筋トレを続けているためか、痛みの程度は、全体として軽減しています。痛みの出ている日も、長く歩くことができます。痛みは、ほとんど気にせずにすむ程度まで弱まってきています。

私には、頸椎《けいつい》（背骨の首の部分）のヘルニアがあり、首痛とひどい肩こりにも悩まされてきました。以前は、定期的にペインクリニック（痛みの除去を専門とする病院）に通院し、首に注射を打ってもらっていました。

筋トレを始めて、体がしっかりしてきてからは、首の状態にもいい影響が出てきているようです。近ごろは首の痛みや肩こりもへり、ペインクリニックに通うこともなくなりました。

もしも小島先生のところで筋トレを始めていなかったら、今ごろは、まだ弱々しい体のままだったかもしれません。少なくとも、128kgのバーベルをかついで、スクワットができるようになっていないことは確実でしょう（笑）。

筋トレが1週間に1回でいいというのも、大変助かります。「これくらいのペースで行うのが筋力アップにいいのですよ」と小島先生はおっしゃっていましたが、まさにそのとおりでした。

今後も筋トレを続けていきたいと考えています。

筋肉ドクターのコメント

近年、腰痛に対する考え方が大きく変わってきています。

腰痛のうち、大多数の腰痛は、その原因が特定できないものとされています。肉体労働など、従来、腰痛の原因とされてきたものに代わって、心理社会的因子、つまり、心理的なストレスなどが、腰痛を引き起こす原因として、重要視されるようになりました。

また、安静にするとかえって腰痛が悪化するため、腰痛が起こることを恐れずに体を動かすことが勧められるようになっています。このような、原因の特定できない腰痛の予防・改善のためには、運動が有効といわれています。

緒方さんが苦しんできた脊柱管狭窄症は、原因の特定できる代表的な腰痛の1つといわれてきました（ただし最近では、脊柱管の狭窄が痛みや間欠性跛行の原因かどうか疑わしいともいわれています）。症状を引き起こすのが、脊柱管の狭窄といわれているため、脊柱管狭窄症は原因の特定できる腰痛に分類されています。このように、原因の特定できるとされる脊柱管狭窄症に対しても、筋トレは有効です。**筋トレを行っていると、特に脊柱管狭窄症の特徴的な症状である間欠性跛行が改善してくる例が多い**のです。

正確にいえば、緒方さんは間欠性跛行の症状は見られませんでしたが、筋トレで痛みが生じる機序（しくみ）は、ほぼ変わりないと考えてよいでしょう。

間欠性跛行があるにせよないにせよ、足や腰に痛みやしびれが出ているせいで、この症状が出ている患者さんは、歩く機会が大幅にへっています。その影響で、足の筋力が大きく低下しています。

その筋力低下そのものが、この疾患《しっかん》による痛みの症状を引き起こしたり、痛みを増幅させたりしていると、私は考えています。

筋トレを行えば、進行しつつあった筋力低下を食い止め、さらに筋力をアップさせることが可能になります。それが痛みの改善にもつながっていくのでしょう。

緒方さんも、筋トレによって、痛みが実際に軽快してきました。

スクワットなど、私が指導している筋トレでは、体の中でも大きな筋肉を動かします。しかも、主要な筋肉だけでなく、それとともに関連する多くの筋肉群を同時に鍛えます。文字どおり、**全身の筋肉を鍛える運動**といってもよいのです。

全身の筋力強化が進むことによって、頸椎周辺の筋肉強化も図られ、いい影響を及ぼしていると考えられます。それに加え、筋力が上がることで自信がつき、運動への恐怖心がへったことも、よかったのでしょう。

筋トレは、痛みや老化に対して、前向きに取り組める、唯一の手段といってもよいもの。それが、私が皆さんに筋トレをお勧めする理由でもあります。

おわりに

２０１８年10月2日で、クリニックを開いてまる4年になります。

「自分の信じる筋トレをしてもらったら、多くのかたたちの痛みを和らげることができるはずだ」

そう確信しながらも、開業当初は、どこまで成果が出るか、やはり、不安もありました。

しかし、その不安は、ほどなく打ち消されます。筋トレの成果が続々と上がり始めたからです。

長年苦しんできた痛みが取れていくと、それまで難しい顔つきをしていた患者さんの顔が明るくなり、

「先生、ほらほら、見てくださいよ！　あんなにヨタヨタしていたのに、この私が杖なしで歩けるようになったんですよ！」

にぎやかに診察室に入ってくるようになります。

こういう瞬間に、度々立ち会えるというのは、医者冥利に尽きるというものでしょう。

加えて、「今まで旅行に行ったとき、重くて持てなかったかばんを持って歩けるようになったんですよ」とか、「階段の上り下りが本当に楽です」とか、「信号が変わるとき、今までは全く走れなかったのが、気づいたら小走りしていました」といった、小さな喜びの声を聞く機会もふえています。

そうした反応を知るにつけ、自分の筋トレをできるだけ多くのかたに知ってもらう試みを始めてよかったと、改めて思います。

クリニックで患者さんたちに筋トレを実践してもらうだけでなく、セミナーなどで、医療関係者のかたたちにも話を聞いてもらう機会がふえてきました。

結果が出つつあることに少し安堵しながらも、と同時に、これでほっとしていてはいけないのだという思いも強くなっています。

開業して、あらためて思い知らされたことがあります。

これからいよいよ進行していくはずの超高齢化社会で、高齢者が直面しなければならない深刻な事態についてです。
加齢と運動不足によって、体が弱り、足元に自信がなくなりつつある高齢者がふえています。

皆さん、いつまでも元気でありたいと願い、人並みに動ける状態をできるだけ長くキープしたいと望んでいます。それは、現に老いと闘っている高齢者だけでなく、これから老後を迎える、中高年以降のすべての人の願いといっていいでしょう。

しかし、今のままでは、その弱りゆく足元を改善するすべがありません。本文でもお話ししたとおり、現状のリハビリや従来の運動療法の概念では、高齢者を救うことができないからです。

リハビリの学会などへ行くと、最も時間とお金を使っているのが、ロボット技術・IT技術を駆使した運動補助具を使って、患者さんを動かすものです。フロアでは、脚に歩行補助具のデモ機をつけられた参加者が、「ウィーン、ウィーン」と音をさせながら歩いています。SF映画のロボットが歩いているようです。

つまり、現在の整形外科、リハビリテーション科の描く未来像は、動けなくなった高齢者は、痛い関節を切除して人工関節に置換《ちかん》し、弱った筋肉はロボットで補助して動くというものです。若者が稼いだ社会保障費を使って、高齢者がロボットのように「ウィーン、ウィーン」と音をさせながら、電気エネルギーを浪費しつつ動く未来は、私の想像する理想の未来ではありません。

私の考える理想の未来は、いくつになっても動ける健康的な高齢者が、若者と助け合う世界です。

だからこそ、私は、「筋トレなんて無理」と渋り、尻込みする高齢者をおだてつつ、説得し、「試しにやってみませんか」と、声をかけ続けてきたのです。

たった一度、スクワット（ひざの屈伸運動）をするだけでも、足取りが違ってきます。杖なしで歩けるようになる人が現にいるからです。

試して、効果が実感できれば、続けてもらえます。そして、筋トレを続けていけば、老化に対抗して、寝たきりにもならず、元気に生活し続けることが可能になるのです。

1人ひとりが自立し、元気であり続けること。

それは、今後の超高齢化社会をより豊かなものにするためにも、必須の要件ではないでしょうか。

そのために、筋トレを役立ててほしい。

本書を書き進めつつ、そういう思いがいよいよ募ってきました。

ですから最後にもう一度、皆さんをお誘いしたい。

スクワットを始めてみませんか。

「あんな重たいバーベル、持ち上げるなんて、絶対無理」といい張っていた小柄なおばあちゃんが、今では、何十kgもの重りをかついでスクワットをしています。

腰は曲がっていますが、足取りはしっかり。これなら、転びかけても踏ん張れそうです。とうぶん寝たきりになりそうにありません。

だから、だいじょうぶ、あなたにもできるはずです。

本書が、皆さんが現在も未来も、健康的な生活を送るために寄与することに役立てれば、たいへんうれしく思います。

2018年10月

筋肉ドクターこと小島《こじま》　央《ひさし》

小島　央（こじま・ひさし）

1970年京都市生まれ。近畿大学医学部卒業。日本体育協会公認スポーツドクター。高校生時代から、レジスタンストレーニングに取り組む。2007年に、京都府ボディビル選手権にてベストルーキー賞を獲得。筋肉ドクターの愛称で親しまれている。

そのトレーニングで得た健康哲学と、現在行われている保険診療に大きな隔たりを感じ、2009年にアイアンクリニック零号店を開業。2014年には近鉄京都線伏見駅前に移転し、央整形外科＆フィットネスジム・アイアンクリニックを開業。独自のKISS理論から導き出した筋トレを患者さんに行い、大きな成果を上げている。

央整形外科のHP:https://hisashi.jimdo.com/

■ビタミン文庫
ひざ・股関節の痛みは週1スクワットで治せる！

平成30年11月9日　第1刷発行

著　者　小島　央
発行者　室橋一彦
発行所　株式会社マキノ出版
〒113-8560 東京都文京区湯島2-31-8
電話 03-3815-2981
ホームページ　http://www.makino-g.jp/
印刷・製本　株式会社フォーネット社

ISBN978-4-8376-1332-9